主编

鞠 强　鲍晶琳　李成亮

YOUDOU
BUZAI JIAOLÜ
PIFU DE KEXUE HULI

油痘不再焦虑

皮肤的科学护理

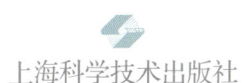

上海科学技术出版社

图书在版编目（CIP）数据

油痘不再焦虑：皮肤的科学护理 / 鞠强，鲍晶琳，李成亮主编. -- 上海：上海科学技术出版社，2025.9.
ISBN 978-7-5478-7326-7

Ⅰ. TS974.11

中国国家版本馆CIP数据核字第2025DK0285号

油痘不再焦虑：皮肤的科学护理

主　编　鞠　强　鲍晶琳　李成亮

上海世纪出版（集团）有限公司
上海科学技术出版社　出版、发行
（上海市闵行区号景路159弄A座9F-10F）
邮政编码201101　www.sstp.cn
上海普顺印刷包装有限公司印刷
开本 890×1240　1/32　印张 3.75
字数 100千字
2025年9月第1版　2025年9月第1次印刷
ISBN 978-7-5478-7326-7/R·3354
定价：45.00元

本书如有缺页、错装或坏损等严重质量问题，请向印刷厂联系调换

内容提要

本书聚焦油痘皮肤的科学护理，系统阐述了油痘皮肤的专业认识，包括油痘的发生机制、病理特点、临床表现、影响因素、中医认识，并给出了专业的解决方案、护理建议及护肤品选择方面的指导等。

本书可帮助读者了解油痘皮肤的基本特点，建立正确的皮肤护理观念，从而使读者对油痘皮肤有正确认知，纠正护肤盲目跟风的错误认识，为改善油痘皮肤状态提供科学指导。

编者名单

主编

鞠 强　鲍晶琳　李成亮

副主编

吴雅滨

编委
（按姓氏笔画排序）

丁小雷　吕 智　朱明芳　刘睿敏　陆凌怡
胡振林　侯霄枭　顾 洁　曹 珂

序

皮肤是人体抵御外界侵害的第一道屏障。作为人体最大的器官，皮肤由不同类型的细胞和组织构成。皮肤被认为是人体的镜子，当健康状况出现异常时，皮肤也会有相应的变化，出现如痤疮、黄褐斑等疾病。油痘皮肤是临床上常见的面部皮脂分泌过多与痤疮并存的一种疾病现象，给患者身心健康带来很大困扰。痤疮也是世界第八大流行疾病，患病率高，病程反复。患者不仅渴望解决出油、粉刺、丘疹、脓疱、囊肿等问题，还渴望解决毛孔粗大、痤疮后遗留红色与黑色痘印等问题。

油痘皮肤的油和痘之间存在互相促进的关系。虽然通过过度清洁、刷酸等护理方式能短暂地解决出油的问题，但同时会削弱皮肤屏障作用，刺激皮肤，使皮肤细胞产生大量的炎症因子，直接加重痤疮或皮肤敏感等问题。油痘皮肤人群及行业研发人员急需一个能够科学、系统获取相关信息的途径。为此，我国痤疮领域的多名专家及学者，结合油痘皮肤人群的需求，将学术性与趣味性相结合，以科普的方式从概述、油痘皮肤的专业认识、油痘皮肤的专业解决方案以及护理建议等方面创作了这本图书，适合不同人群从中获取相应的信息。概述部分收集文献及自研数据，洞察油痘皮肤人群的皮肤状况并揭示其主要困扰及需求。油痘皮肤的专业认识为本书的核心内容。该部分从皮肤科医生、中医皮肤科专家、皮肤生理学专家的角度详细解析油痘皮肤的结构特点、发生机制、病理特点、临床表现及影响因素，并根据中国特色植物的研究结果给广大油痘皮肤者提供适合东方油痘皮肤人群体质的护肤品成分选择建议。"油痘皮肤专业解决方案及护理建议"则根据油痘皮肤不同的症状给予日常护理以及健康生活方式的建议。附录"油痘皮肤人群的问题解答"中的问题源自受到油痘皮肤困扰的人群，由专家对他们提出的常见问题逐一进行解答。

撰写本书的目的在于科普宣传，指导公众科学地认识油痘皮肤的特点，给予该人群合理的护肤习惯及生活方式的建议，从根源上解决油痘皮肤的症结所在，最大限度满足油痘皮肤人群对美好生活的追求。

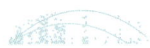

目录

一、概述 001

二、正常皮肤结构和生理功能 005

三、毛囊皮脂腺单位的结构特点和功能 009

四、皮肤脂质来源及生理和病理功能 013

五、油痘皮肤的病理生理特点、成因与分子机制 019

    1. 油痘皮肤的病理生理特点 020

    2. 油痘皮肤的影响因素 021

    3. 油痘皮肤形成分子机制 025

六、油痘皮肤早期认识的意义 037

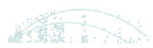

七、油痘皮肤容易引起的不良后果 041

1. 痤疮后红斑（红色痘印） 042

2. 痤疮后色素沉着（黑色痘印） 043

3. 痤疮瘢痕（痘疤） 043

八、油痘皮肤的医学治疗原则 045

1. 痤疮分级 046

2. 联合与分级治疗 046

3. 油痘皮肤的物理化学治疗 048

4. 油痘皮肤的维持治疗 049

九、油痘皮肤的中医认识及治疗 051

1. 中医认识及分型 052

2. 中医治疗 054

3. 中国特色植物对痤疮的解决方案 061

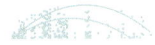

十、油痘皮肤专业解决方案及护理建议 065

1. 医疗方法 066
2. 护肤品在油痘皮肤护理和治疗中的角色 067
3. 油痘皮肤人群的日常护理及生活方式建议 068

参考文献 079

附　录 087

附录1　油痘皮肤人群的问题解答 088

附录2　油性皮肤筛选问卷 099

附录3　油痘皮肤科学护肤流程 103

附录4　油痘皮肤人群的健康生活方式 104

附录5　油痘皮肤护理功效成分推荐 105

概述

2021年，有机构对居住在中国华南、华中、华东、华北、西南、西北、东北7大区域代表性城市的1 092位女性皮肤本态开展调研及生理参数采集，研究表明13.2%的女性自认为油性皮肤，13.6%的女性存在痤疮困扰，同时存在两方面问题的女性占比3.8%。

通过对受试者提及的皮肤困扰中有痤疮困扰的人群（$N=148$，下简述为痤疮人群）及没有痤疮困扰的人群（$N=944$，下简述为非痤疮人群）进行皮肤生理参数组间比较，从皮肤水分和油脂分泌水平、皮肤色泽表现、皮肤质地以及体质水平四个方面得出痤疮人群的皮肤特点包括皮肤含水量低且存在屏障受损，油脂分泌量高，皮肤颜色呈现暗沉、偏黄，而皮肤粗糙度、皮肤弹性与非痤疮人群差异不明显。但在皮肤敏感度上，痤疮人群在遇外界刺激情况时反应更强烈，即皮肤自身抵御能力较差。在这项研究中，不仅采集了皮肤参数，还通过问卷了解她们的生活习惯、饮食习惯、遗传因素等，旨在从暴露组学角度了解痤疮人群的环境生活特性。生活习惯方面，情绪状态、精力不济（疲劳）、缺乏运动、饮酒、熬夜、心理压力、化妆品使用不当等，在痤疮人群中占比较高（图1）；在饮食习惯方面，痤疮人群饮食习惯表现为以荤食为主，偏甜、辛辣、油腻、偏咸的人群占比高于非痤疮

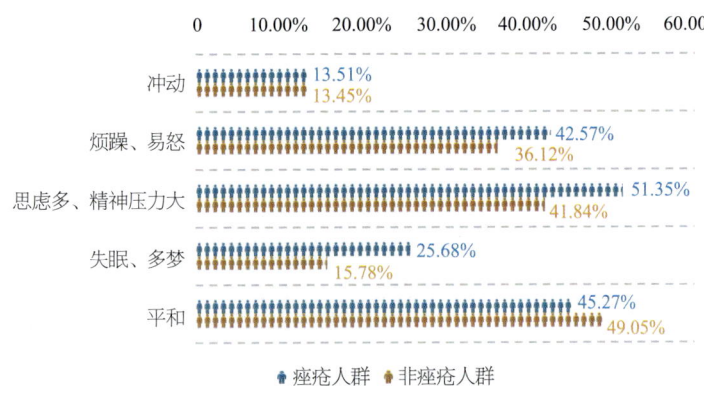

图1 · 痤疮人群与非痤疮人群的情绪状态

人群（图2）。结果显示，痤疮的发生与年龄、皮肤类型（油性或混合油性）、入睡时间晚、皮肤敏感度高等因素密切相关。

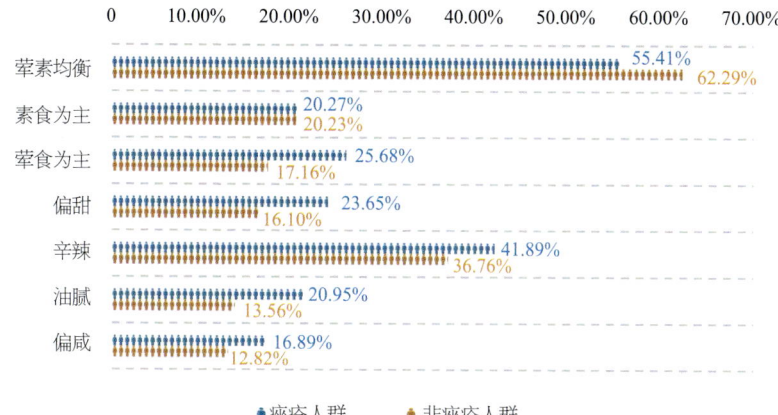

图2·痤疮人群与非痤疮人群的饮食习惯

Yang J等在环境对痤疮的影响研究中发现：人口特征、经济水平、生理遗传因素、心理因素、环境因素（温度/湿度/阳光照射/空气污染）是主要的影响因素。结合皮肤表观参数结果及暴露环境生活特性结果，痤疮人群的皮肤具有以下特点：皮肤更加油腻、黑色素和血红素相对更高、皮肤屏障功能较差、皮肤干燥。

基于相关机构的《2023痘肌人群消费市场趋势及需求洞察》调研，痘痘肌人群倾向于在相关平台关注黑头粉刺相关内容。在痘痘的不同时期关注的内容和寻求的方法各不相同，具体可以分为痘痘前期：白头和黑头，着重关注清洁和控油；中期：丘疹和脓包，着重关注消炎和祛痘；后期：红、黑痘印，着重关注修护和美白。对于痘肌的不同阶段面临的肌肤困扰不同，所对应的护肤需求也不同。

综上，油痘皮肤核心点在于皮脂腺分泌旺盛，导致患者看上去面泛油光、肤色暗沉偏黄、常伴随毛孔粗大等现象。痘痘又被称为痤疮，是一种毛囊皮脂腺单位疾病，多发于油性皮肤，在干皮或敏感皮肤中也存在长痘的情况。痘痘成因相对更复杂，油痘皮肤人群大多数认为自身天生易出油，导致面部油光，因此采用多次清洁的方法来解决问题。但皮肤油腻只是此类皮肤最显而易见的症状，相关人群往往对油痘皮肤缺乏更科学的认识。准确理解油痘皮肤的特点是科学护肤的关键。此外，油痘皮肤相关人群对护肤品的功效诉求强烈，主要集中在安全温和、祛痘控油效果明显等方面，尤其关注症状不复发的情况。

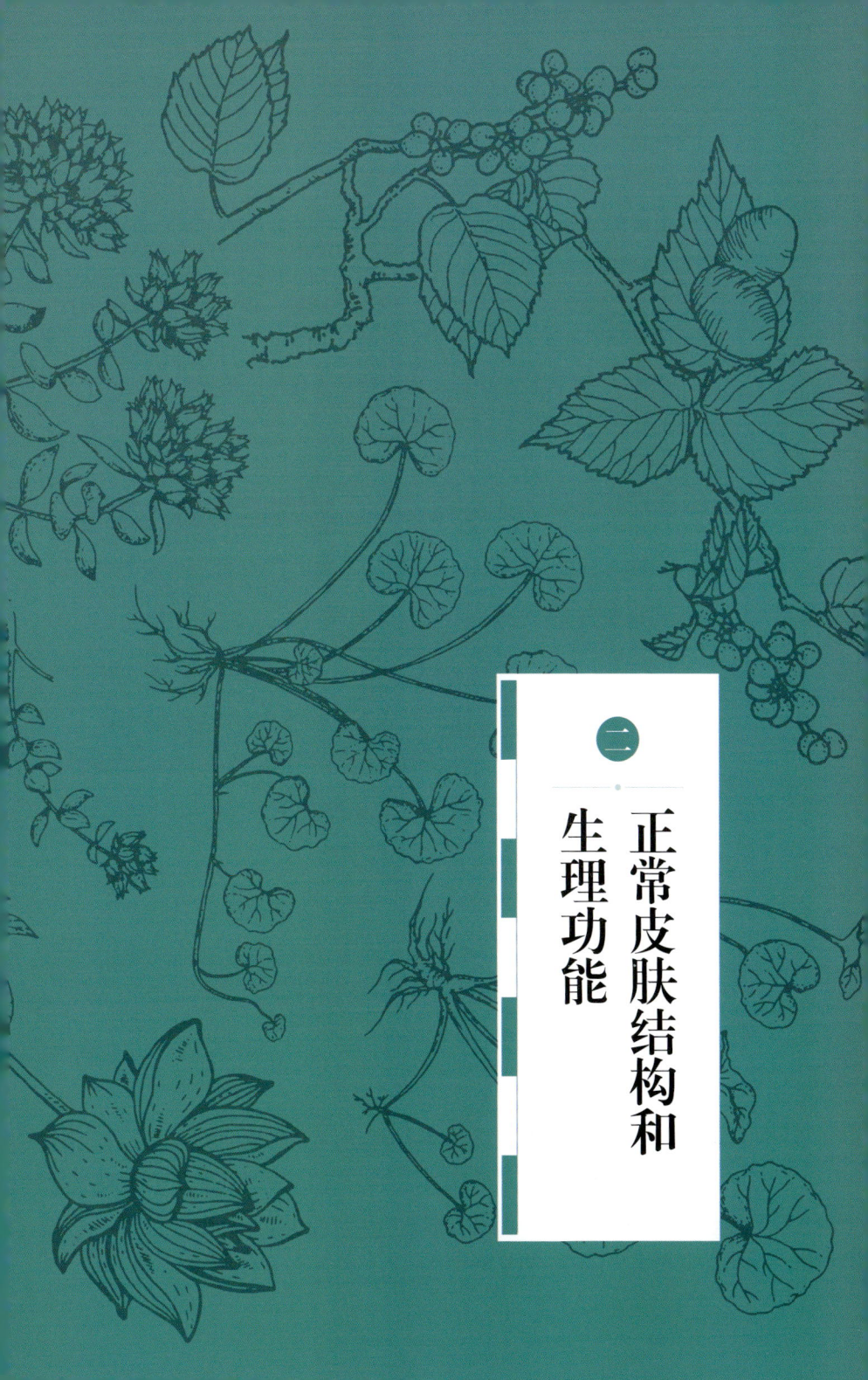

二 正常皮肤结构和生理功能

皮肤覆盖身体的外表面，与消化道、呼吸系统（鼻）、泌尿生殖系统的黏膜和眼睑结膜相连。

皮肤及其附属器（毛囊、汗腺、皮脂腺、指甲和乳腺）发源自外胚层系统。皮肤主要由三层组织构成，即表皮、真皮和皮下组织。表皮一般由4～5层细胞组成，真皮位于表皮下，皮下组织是位于真皮下方的较疏松的结缔组织（图3）。

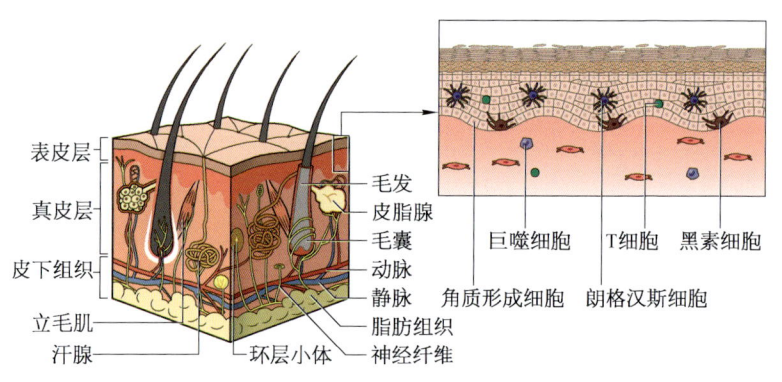

图3·皮肤的结构

注：经允许引自 Agrawal R et al（2023）[1]

表皮层：主要由角质形成细胞构成，还有少量的黑素细胞（产生黑色素的细胞）、默克尔细胞（感受触觉）和朗格汉斯细胞（抗原呈递）。薄的皮肤表皮可进一步分为四层，厚的皮肤表皮有五层，分别是基底层、棘层、颗粒层、透明层（薄皮肤中不存在）和角质层。从基底层到角质层的角质形成细胞的不断分化、死亡和脱落，细胞质中积累了越来越多的角蛋白丝。

基底层：由单层低柱状至立方形的角质形成细胞组成。它们通过半桥粒牢固地附着在基底膜上，通过桥粒与旁边以及上方的细胞相连接。基底层细胞通过有丝分裂形成更多的角质形成细胞[2]。有丝分裂主要发生在夜间，所以如果在白天获取标本，很难观察到有丝分裂的现象。基底层细胞分裂增殖后有些细胞仍附着在基底层作为干细胞，而其他细胞则分化为棘层的角质形成细胞并推动上方的细胞朝向表面移动，在这个过程中，细胞逐渐变平，长轴平行于表面，细胞核也随细胞质的方向变平伸长。基底层中的黑素细胞不会角化，它们产生黑色素并将其积累在黑素小体中。成熟的黑素小体从黑素细胞的树突尖端分泌出来，被向上移动的角质形成细胞吞噬，随后将黑色素颗粒释放到细胞质中，黑色素颗粒积聚在细胞核上方区域，形成像雨伞一样的保护层，黑色素通过吸收紫外线（ultraviolet, UV）达到保护细胞DNA的作用。UV照射可刺激黑色素的产生并加速其向角质形成细胞的转移。黑色素在决定皮肤颜色（棕色到黑色的色调）方面起着重要作用，其他影响皮肤颜色的因素还包括真皮中的氧合血红蛋白（微红色）、胡萝卜素（微黄色）、脂肪中的外源色素以及被巨噬细胞吞噬的无机颜料如纹身标记（各种颜色）等。深肤色是由于黑色素生成量及其向角质形成细胞的转移率过高导致的。除黑素细胞外，基底层还少量分布着另一类感受触觉的默克尔细胞。

棘层：棘层是表皮层最厚的一层，由多层细胞组成。棘层的底层细胞仍具备有丝分裂活性，与基底层相似，大多数棘层细胞是多面体形状的角质形成细胞。当它们接近表面时逐渐变平，细胞质变化为嗜酸性。它们之间有许多细胞间桥棘状延伸并通过桥粒彼此牢固地连接[3]。棘层中还存在着抗原呈递树突状细胞——朗格汉斯细胞，源自骨髓的单核细胞。它们在形态和功能上与巨噬细胞相似。朗格汉斯细胞具有游离的、细长的树突状突起并在角质形成细胞间延伸，能够结合、加工并向T细胞呈递抗原，在体内启动针对外来抗原的免疫反应[4]。

颗粒层：由1～5层扁平的多边形颗粒细胞组成。颗粒层细胞仍然有细胞核，细胞质中含有由丝聚合蛋白和其他蛋白质组成的粗大、不规则、强嗜碱性的透明角质颗粒以及富含脂质的板层小体。细胞通过胞吐作用将板层小体排出到细胞间隙，其中富含的脂质扩散到细胞间隙并形成主要的表皮渗透屏障[5]。

透明层：是由4～6层极其扁平、高折射的嗜酸性细胞组成的一个薄薄的、轻微染色的半透明层，该层细胞很少观察到细胞核，且其细胞膜会增厚。

角质层:由15~20层充满角蛋白的扁平的高度角化细胞组成。这些细胞含有纤维状的角蛋白,细胞膜很厚,最外层的角质形成细胞通过脱皮屑的方式从表皮脱落[5]。

真皮层:真皮又可分为两层,浅层是乳头层,深层是网状层。乳头层紧邻表皮下方,覆盖真皮乳突,主要由成纤维细胞、胶原蛋白、松散的弹性纤维网络和许多环状毛细血管组成,环状毛细血管滋养表皮并调节体温。网状层是致密结缔组织的混合物,主要含有成纤维细胞及胶原蛋白和弹性纤维网络。真皮中有毛囊、汗腺、皮脂腺、血管、神经和感觉感受器。

皮下组织:位于网状层下方,由较疏松的结缔组织组成,通常为皮下脂肪组织。脂肪组织有助于隔热和能量储存,并起到减震器的作用。它松散地连接下方的深筋膜、腱膜或骨膜,并允许皮肤轻松地在其上滑动。

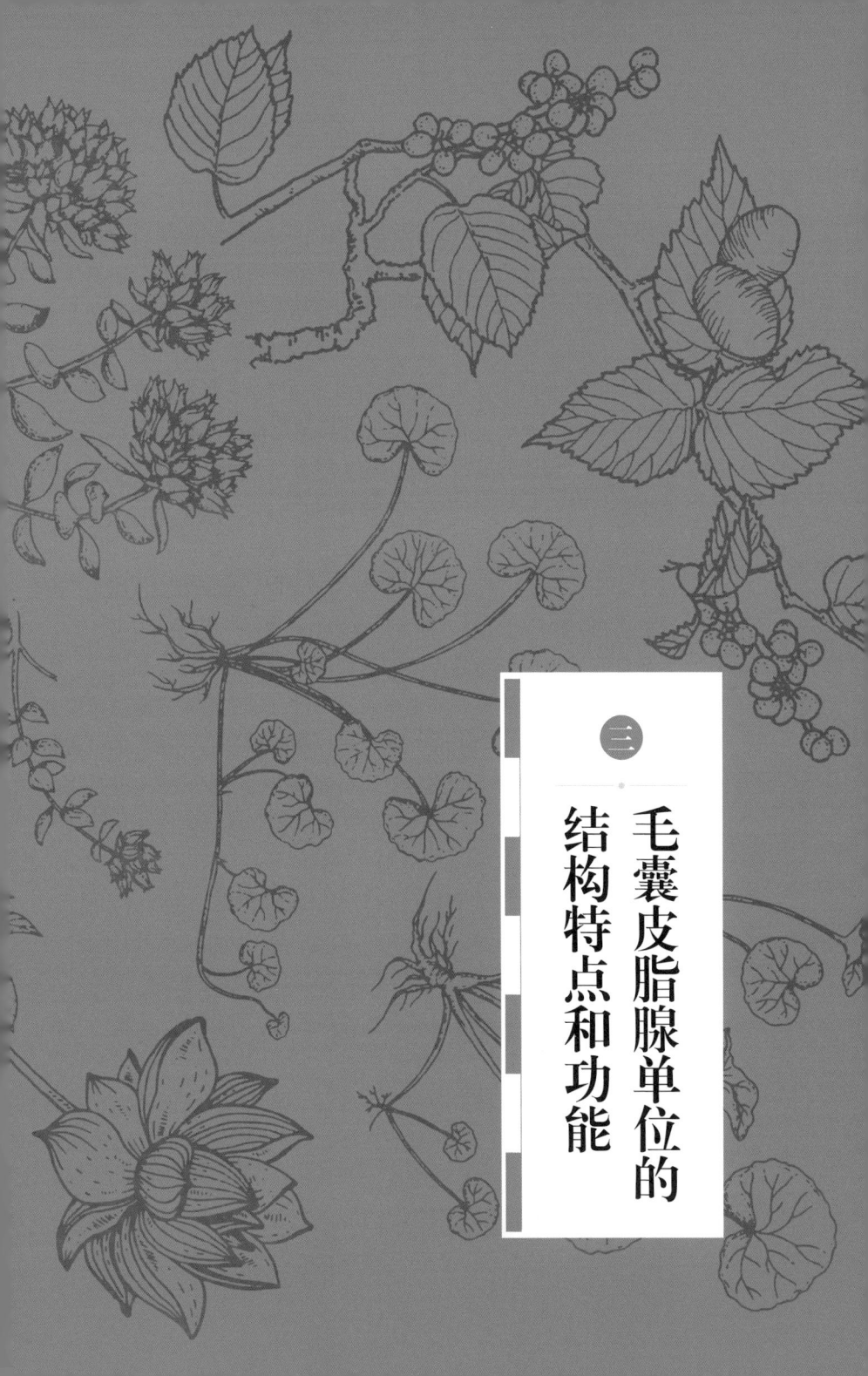

三

毛囊皮脂腺单位的结构特点和功能

皮脂腺在胎儿的 13 ～ 16 周开始发育，Wnt、c-Myc 和 SHH 信号因子促进表皮组织分化为皮脂腺[6]，皮脂腺在妊娠 18 周左右开始发挥功能，腺体首先分泌富含蜡质的胎脂来覆盖胎儿的皮肤并保护其免受羊水的影响。母体雄激素和内源性类固醇具有调节胎儿皮脂腺的功能[7]，在出生后的几个小时内，皮脂腺活动达到高峰，并且在出生后第一周内保持在较高的水平，然后下降。直到 6 岁之前，皮脂产生量几乎为零。青春期时，皮脂腺受雄激素影响大量分泌油脂。男性在老年时期的皮脂水平与青年时期基本持平，直到 80 岁左右才开始下降，而女性则在绝经期后皮脂分泌量逐渐减少。不论任何年龄，男性的平均皮脂水平始终高于女性[8]。随年龄增长，皮脂分泌量下降，皮肤表面皮脂水平降低，导致皮肤干燥失去光泽，甚至伴有鳞屑和瘙痒[9, 10]。

毛囊皮脂腺单位分布最广泛的是面部、上背部、头皮和胸部。手掌、脚底、脚背、下唇没有毛囊皮脂腺单位分布。毛囊皮脂腺单位分为三种类型：第一种是毳毛囊，具有小皮脂腺和短毛；第二种是皮脂腺毛囊，具有大且多的小叶皮脂腺和中等大小的毛发；第三种是终末毛囊，具有大的皮脂腺和浓密的毛发。毛囊皮脂腺单位进一步细分为四个部分：毛囊、皮脂腺体、皮脂腺导管和角化滤泡漏斗部（图 4）。远端漏斗部或顶漏斗部的颗粒层角质形成细胞角化，脱落进入管腔。下漏斗部角化后形成毛膜。此外，丰富的细菌（如痤疮丙酸杆菌和表皮葡萄球菌）、真菌和蠕形螨也存在于毛囊皮脂腺单位中。

皮脂腺体可分为外周区、成熟区和坏死区。外周区是指皮脂腺体最外层，由增殖和未分化的皮脂腺细胞构成，成熟区是指在皮脂腺体内部，包含正在分化的皮脂细胞[12]，这两个区域的皮脂细胞大小及脂滴含量不同。终末分化皮脂腺细胞在坏死区进行全浆分泌，将皮脂释放到皮脂腺导管中[12]。皮脂细胞平均需要 7 ～ 14 天才能发育成完全分化的细胞。皮脂腺也是雄激素加工合成的重要部位，含有将胆固醇转化为类固醇激素所需的所有酶。皮脂腺也可以通过羟基类固醇脱氢酶

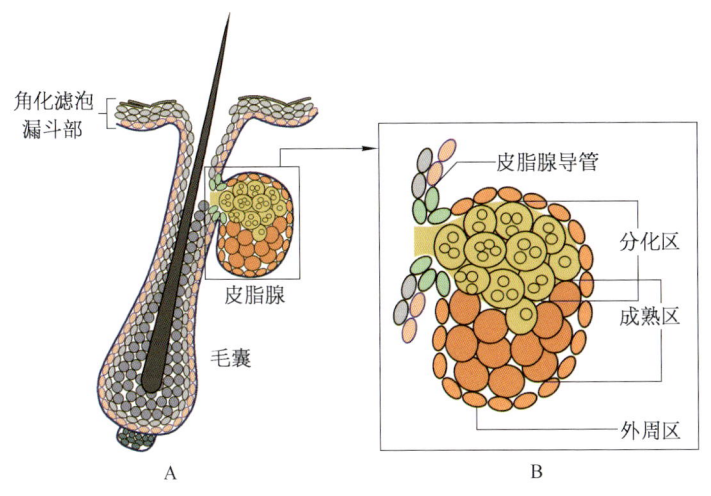

图4·毛囊皮脂腺单位的结构

注：经允许引自 Zouboulis CC et al（2022）[11]

使雄激素失活。皮脂腺也表达I型5α-还原酶，特别是面部和头皮的皮脂腺，该酶将睾酮转化为活性更强的形式。皮脂腺功能受激素的调控，雄激素通过与雄激素受体（androgen receptor, AR）结合来调节皮脂腺功能，刺激皮脂腺细胞增殖和脂肪生成。促肾上腺皮质激素释放激素通过旁分泌方式刺激局部皮肤细胞，导致促肾上腺皮质激素水平升高，降低皮脂细胞中白细胞介素-8（IL-8）的合成，并诱导皮质醇的产生。这些激素具有很强的抗炎作用，有助于限制过度的组织损伤。

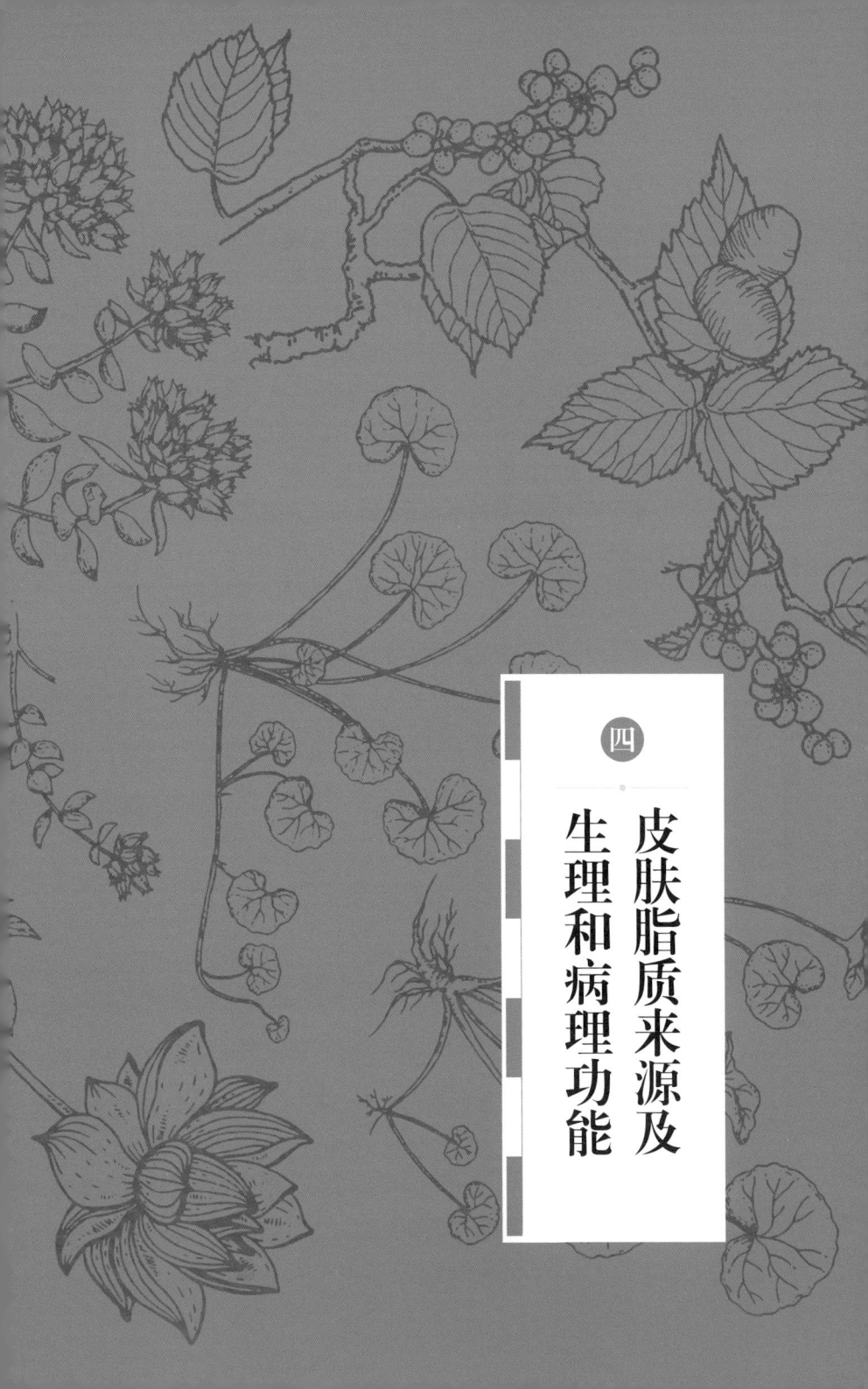

四

皮肤脂质来源及生理和病理功能

皮肤表面脂质是由表皮细胞间脂质（表皮脂质）和来自皮脂腺的皮脂一起组成的脂质混合物，其为皮肤提供了不可或缺的保护层。表皮脂质主要由三类脂质组成：神经酰胺、游离脂肪酸和胆固醇，而皮脂主要由甘油三酯、蜡酯、游离脂肪酸、角鲨烯、胆固醇和胆固醇酯组成。皮脂腺的脂质组成与表皮细胞间脂质有很大区别，皮脂的标志性成分是角鲨烯，而表皮细胞间脂质的标志性成分是神经酰胺（表1）。这些皮肤表面脂质在维持健康皮肤中起着至关重要的作用。皮肤表面脂质组成或整体脂质谱的微小变化也与许多常见皮肤病的病因有关，包括特应性皮炎、银屑病、干燥症、鱼鳞病和痤疮。对皮肤表面脂质异常的干预措施有助于修复皮肤屏障并改善相关皮肤病的症状。

表1·皮肤表面脂质与表皮细胞间脂质的组成差别

成　分	皮肤表面脂质（%）	表皮细胞间脂质（%）
角鲨烯	12	缺乏
蜡　酯	26	缺乏
甘油三酯	57.5	65
胆固醇酯	3.0	15
胆固醇	1.5	2
鞘　脂	缺乏	18

注：经允许引自刘玮（2008）[13]。

神经酰胺是角质层脂质的主要成分[14]。角质层中神经酰胺分子的头部和双尾各包含一个长链的含氨基的鞘氨醇和一个长链的疏水性酰基脂肪链，通过酰胺键连接[15]。神经酰胺的疏水链长且分布非常宽，并且具有不同程度的不饱和键和亲水性羟基的数量[16]。神经酰胺成分及其含量的变化[16]直接影响皮肤屏障的完整性[17]。例如，长链神经酰胺的存在与屏障功能的维持密切相关，而短链神经酰胺的增加通常与屏障损伤有关。神经酰胺是水溶性较差的化合物。此外，由于神经酰胺分子量较大，局部应用于皮肤时，其透皮吸收也会受到限制。

合成脂质是皮脂腺细胞的核心功能。调控脂质合成的转录因子包括过氧化物酶体增殖激活受体γ（PPARγ）[18]和CCAAT增强子结合蛋白（C/EBPs）[19]，这两者都是维持皮脂腺皮脂合成所必需的。雄激素通过雄激素受体也能促进皮脂细胞分化[20]，进一步促进皮脂生成。对小鼠毛囊皮脂腺单位中Wnt信号的研究表明，低水平表达的Wnt信号通路促进皮脂腺细胞分化[21]，而高水平表达的Wnt信号通路会导致皮脂腺功能缺失和毛囊形成异常[22]。相反，hedgehog信号通路可能促进皮脂细胞分化[23]。大量临床证据表明，神经激素参与调节皮脂腺功能。例如高催乳素血症与皮脂分泌显著增加相关，生长激素过多症或生长激素缺乏症患者分别表现出皮脂分泌增加和减少[24]。此外，情绪压力激活下丘脑-垂体-肾上腺（hypothalamic-pituitary-adrenal, HPA）轴[25]，会加重痤疮和脂溢性皮炎。相反，HPA轴的功能低下则导致皮脂分泌减少[26]。下丘脑-垂体-甲状腺（hypothalamic-pituitary-thyroid, HPT）轴也影响皮脂腺的皮脂分泌水平，在甲状腺功能减退症患者或甲状腺切除的患者中，其皮脂分泌水平降低，但经过甲状腺素补充治疗后皮脂分泌能够恢复到正常水平。

皮脂是一种淡黄色、黏稠的分泌物。皮脂细胞向腺体中央迁移时裂解释放出皮脂。皮脂主要由游离脂肪酸（40%～60%）、蜡酯（25%～30%）、角鲨烯（12%～15%）、胆固醇（1.5%～2.5%）、胆固醇酯（3%～6%）组成[27]。值得一提的是，蜡酯及角鲨烯只由皮脂腺产生。皮脂腺细胞每14天更新一次，成人平均皮脂分泌率为每3小时1 mg/10 cm^2。干燥症患者皮脂产生量为该速率的一半（每3小时0.5 mg/10 cm^2）。皮脂分泌率为每3小时1.5～4.0 mg/10 cm^{2}可能会导致油性皮肤。皮脂的主要功能之一是润滑皮肤和头发。皮脂也发挥着动态调节体温的作用，为了保持体温，皮脂和汗腺分泌的汗液乳化形成水脂膜，可最大限度地减少汗液蒸发，从而保持体温。必要时，皮脂腺还可以增加皮脂分泌以保持身体温暖。皮脂腺也在皮肤免疫中发挥重要作用。皮脂中的脂肪酸在皮肤上形成一层酸性薄膜（pH 4.5～6.2）[28]以防止细菌感染。在受到痤疮丙酸杆菌、防御素或抗菌肽等的刺激后，皮脂腺细胞会产生各种细胞因子、趋化因子和游离脂肪酸，发挥免疫调控作用。

皮脂中脂肪酸具有结构多样性的特点：有线性和分支型、具有奇数或偶数碳原子数量长链以及不同的不饱和度[29, 30]。亚油酸是一种必需脂肪酸，血浆中的亚油酸水平可影响其在皮脂腺细胞中的浓度。亚油酸可直接参与皮脂脂质合成，亦可通过β-氧化酶被转化生成乙酰辅酶A。这是脂肪酸生物合成通路的起始物，形成脂肪酸和角鲨烯，进一步合成甘油三酯、胆固醇和蜡酯。

胆固醇和角鲨烯：胆固醇和角鲨烯在生物合成的初始步骤是相似的。角鲨烯是合成胆固醇的前体，角鲨烯合成酶催化两分子法尼酰焦磷酸的头对头缩合，生成角鲨烯，然后由角鲨烯氧化环化酶将其转化为角鲨烯2,3-环氧化物，继续合成胆固醇。角鲨烯是胆固醇生物合成中的最后一个线性中间体，在其他组织中它迅速被转化为兰尼醇，最终由角鲨烯氧化环化酶转化为胆固醇。虽然催化反应需要氧气，但由于皮脂腺具有厌氧环境，这导致转化为胆固醇的速率被限制，这也可能是角鲨烯积累的原因。皮肤中胆固醇的含量与其在血浆中的水平无明显关联，但受皮脂腺环境中胆固醇水平的影响。皮脂腺对较高水平的脂蛋白做出反应，通过抑制羟甲基戊二酰辅酶A（HMG-COA还原酶）活性来降低脂质合成能力[31]。

甘油酯、蜡酯和胆固醇酯：皮脂中主要的脂类是甘油酯[22]，主要由甘油三酯（由三个与甘油骨架酯化的脂肪酸组成）和少量的甘油二酯（由两个与甘油骨架酯化的脂肪酸组成）组成[32]。大规模的人体皮肤脂质组学研究表明，甘油三酯和甘油二酯都能在角质层内渗透5～7层。其中一些甘油三酯被脂肪酶水解生成甘油二酯和非必需脂肪酸[33]。这些甘油二酯中有一小部分被甘油二酯酰基转移酶转化回甘油三酯[34]，留在皮肤表面[33]。结合高效液相色谱（high performance liquid chromatography, HPLC）和质谱（mass spectrometry, MS）对采集自健康患者前额的皮脂样品进行分析，鉴定出95个甘油三酯家族成员和29个甘油二酯家族成员，其特征是不同碳原子数量的链长和不饱和程度[35]。蜡酯的产生是一个涉及脂肪酰辅酶A还原酶和蜡酯合酶的两步过程。已经鉴定出两种酰辅酶A蜡醇酰基转移酶（AWAT 1和2），后者主要在未分化的外围皮脂腺细胞的细胞质中表达。与甘油酯的复杂性相比，胆固醇酯是中性脂质中多样性较低的一组。在皮脂中检测到9种形态，其中大多数带有单不饱和酰基链。胆固醇酯似乎是皮脂中棕榈油酸的储存库[35]。然而，不同的胆固醇酯在皮脂中所起的作用尚未得到阐明。

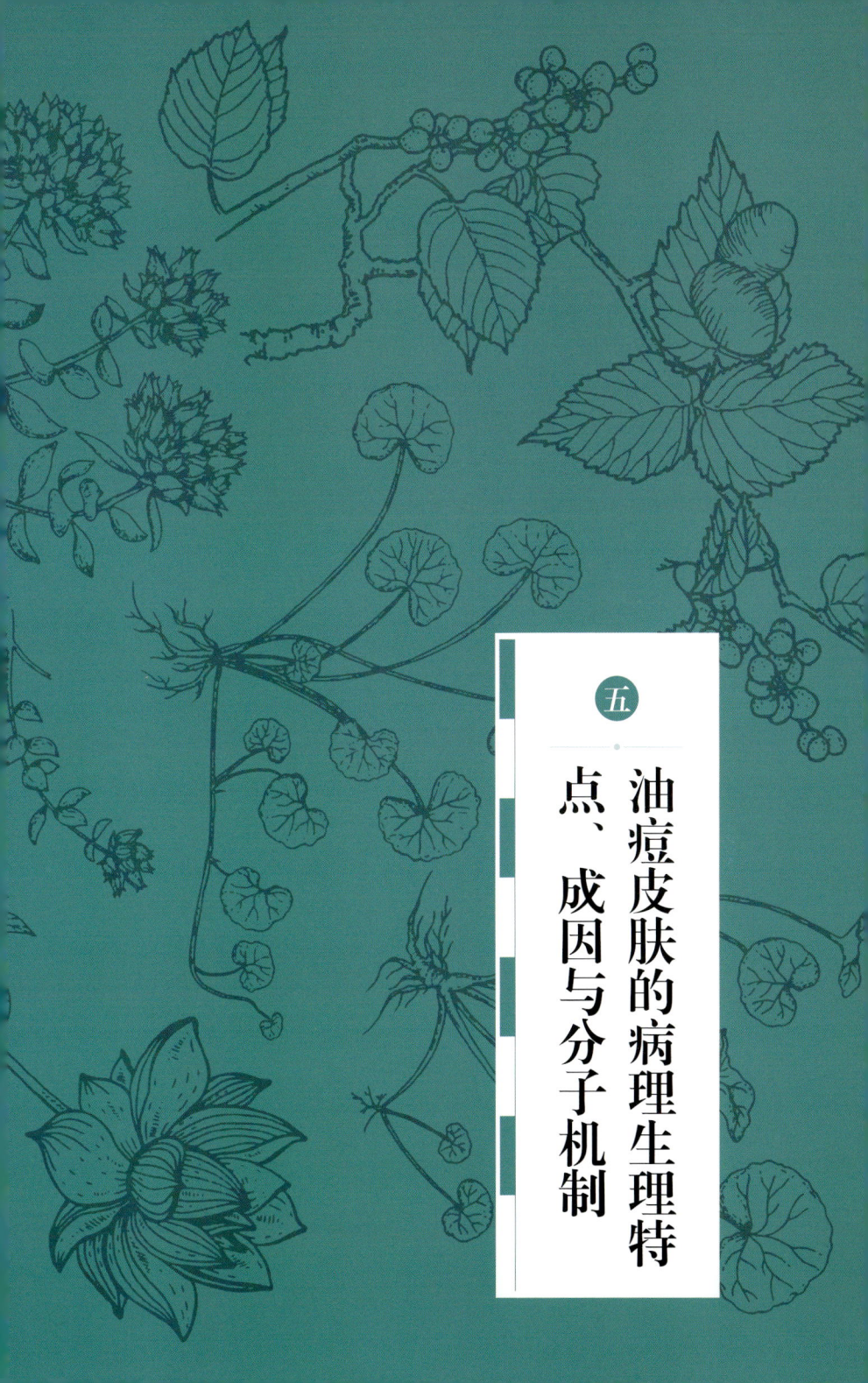

五、油痘皮肤的病理生理特点、成因与分子机制

1 油痘皮肤的病理生理特点

油性皮肤的特点是皮脂分泌过多,这影响全球很大一部分人群的皮肤状态。研究表明油性皮肤会导致肤色发亮、毛孔粗大,并且常引起毛孔堵塞而长痘痘。这些表现不仅影响外观,也可能导致自尊心受损等心理困扰。皮肤油腻的人普遍存在不同的皮肤病,寻找有效的治疗方法仍然是一个巨大的挑战。任何被认为成功的治疗都必须保持皮肤水油平衡,控制多余脂质分泌,保持皮肤水分,并尽量减少不利的影响。此外,环境因素如高温会加剧皮脂的产生,从而增加治疗油性皮肤的复杂性。皮脂的分泌随温度上升而增加,每升高1℃,皮脂多分泌10%,因此夏季是我们皮脂分泌最旺盛的季节。此外,皮脂的分泌和年龄、种族、性别也具有相关性,人类在15~35岁时皮脂分泌达到高峰,男性的皮脂分泌往往多于女性,黑色人种的皮脂分泌多于东亚人种,同时黑色人种毛孔更大更多。

在一定时间内,每单位面积内排出的脂质数量与腺体总量(腺体的大小和数量)成正比。腺体越大,在一定时间内产生的皮脂就越多。早在1947年就有研究发现,皮肤表面积聚的皮脂是调节腺体排泄活动的主要因素。皮肤表面皮脂的减少会加速皮脂的产生,皮肤表面皮脂饱和会导致腺体关闭。然而,也有学者提出皮肤表面的皮脂量不影响皮脂腺功能[36],他们认为皮脂分泌系统包括皮脂产生、储存皮脂的导管系统以及皮肤表面的皮脂。而过度清洁不会导致皮脂过度产生,而是使得皮脂从毛细导管系统中排泄到表皮表面[36],从而增加皮肤表面的皮脂。

"毛孔"实质是毛囊皮脂腺扩大的开口[37],可能包含粉刺。多种内源性和外源性因素可能与毛孔粗大形成有关,例如遗传倾向、性别、衰老、激素、皮脂分泌、痤疮、致粉刺物质和长期暴露于紫外线辐射。毛孔形成的原因也与漏斗部过度角化、真皮结构成分的丧失及与表皮厚度相关的表皮结构的改变有关,这些特征在许多油性皮肤患者中普遍存在。

除皮肤油腻、毛孔粗大、敏感等皮肤表现外，皮脂腺的功能还与毛囊的生理变化有关，在其他因素的联合作用下会导致油性皮肤出现一些寻常痤疮（痘痘）的临床症状，例如粉刺、丘疹、脓疱、结节和囊肿等[38]（图5）。

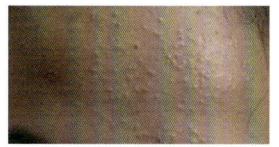
粉刺型痤疮

丘疹脓疱型痤疮

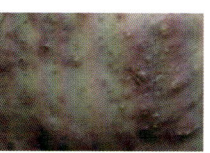
结节囊肿型痤疮

图5·寻常痤疮的临床症状

寻常痤疮是一种毛囊皮脂腺单位的慢性炎症性疾病，由不同因素的相互作用引起，包括皮脂分泌过多、痤疮丙酸杆菌定植、毛囊管过度角化和炎症介质释放。皮脂分泌增加被认为是痤疮的主要病理特征。痤疮患者比正常人分泌更多的皮脂，并且皮脂的分泌率与临床表现的严重程度密切相关。随着皮脂分泌率的增加，皮脂的数量和成分比例可能会发生变化。痤疮患者皮肤表面脂质中的甘油三酯、蜡酯和胆固醇酯增加，相反，皮肤表面脂质中亚油酸浓度降低[31]。

油性皮肤是痤疮发生的诱因之一。在痤疮皮损中，分为开放性粉刺、闭合性粉刺丘疹、脓疱、结节和囊肿，闭合性粉刺的特点是皮脂和皮肤细胞堵塞毛囊的开口，并在皮肤表面下方显示为白色的小突起，而开放性粉刺是开放的，内部充满了多余且被氧化的油脂和死皮细胞。粉刺外观呈深色，其表面呈黑色或棕色[39]。

❷ 油痘皮肤的影响因素

油痘皮肤是一种常见的皮肤问题，影响人的外貌和自信心。与此同时，油痘皮肤的形成受到多种因素的影响，包括遗传、环境、激素水平和生活方式等（图6）。深入探讨这些因素有助于更好地理解油痘皮肤的形成机制，为有效的预防和治疗提供参考。

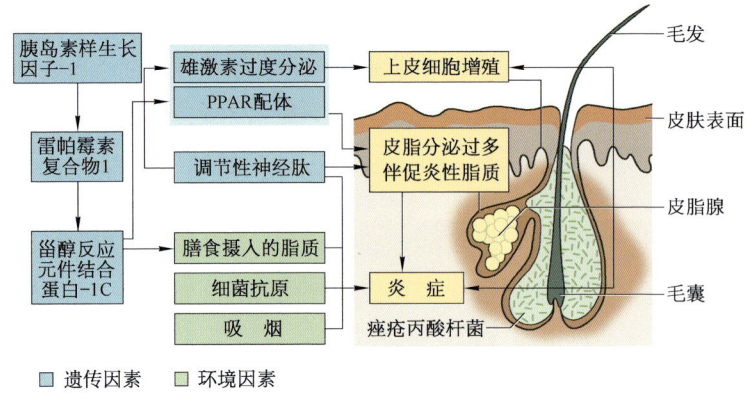

图 6 · 影响痤疮发生发展的因素

注：经允许引自 Zouboulis CC（2020）[40]

遗传因素

遗传因素在油痘皮肤的发展中发挥着重要作用。研究表明，如果一个人的父母或近亲有油痘皮肤的倾向，那么他自己也更容易受到影响。这可能与基因对皮脂腺的数量、大小和激素敏感性程度以及角质层调节等方面的调控有关。痤疮的患病率和严重程度在同卵双生儿之间具有极高的一致性，包括结节囊肿型在内的痤疮常有家族发病的倾向。痤疮有极高的患病率，但大部分属于轻度或者轻中度痤疮，所以很难把此现象全部归因于遗传因素，但在中重度和重度痤疮患者中遗传是非常重要的因素之一。

激素水平

激素水平的波动也是导致油痘皮肤的一个重要因素。雄激素诱导皮脂腺过度分泌脂质是痤疮发生的前提条件。雄激素水平增高促使皮脂腺增大，进而导致皮脂分泌增加，最终引发皮肤出油增多且痤疮加剧。青春期痤疮以及女性月经前痤疮皮疹加重等都证明雄激素在痤疮发病过程中的重要作用。此外，女性在怀孕和更年期等生理阶段，激素水平的变化也可能对皮肤产生影响。因此，调节激素水平对于预防和治疗油痘皮肤至关重要。

皮脂成分

除了油痘皮肤中"油"的多少，其中"油"的好坏，即皮肤脂质成分的改变，也与痤疮的发生及发展息息相关。皮肤表面脂质主要来源于皮脂腺和表皮，其中75%～90%的脂质来源于皮脂腺分泌，主要包含甘油三酯、脂肪酸、角鲨烯、蜡酯、胆固醇酯和胆固醇，而表皮脂质包含神经酰胺、磷脂等。影响脂质组分的因素包括年龄、性别、痤疮的严重程度、解剖部位、昼夜节律和药物应用等。研究显示，与健康人群相比，痤疮患者含有饱和脂肪酸（saturated fatty acid, SFA）与不饱和脂肪酸（unsaturated fatty acid, UFA）的比例不同，脂肪酸饱和程度通过调节炎症和先天性免疫反应影响痤疮发病。同时，痤疮患者皮肤表面脂质中的亚油酸水平较低，皮脂亚油酸含量的减少会影响鞘脂的合成，痤疮患者只有6%的亚油酸酰基神经酰胺，而正常人的表皮含45%的亚油酸酰基神经酰胺。此外，痤疮中脂质的过氧化与炎症关系密切，粉刺中脂质过氧化物和炎症因子显著增高，过氧化角鲨烯已被证明可激活脂氧合酶和增加促炎细胞因子的产生。综上所述，脂质成分改变的影响贯穿油痘皮肤的始终。

皮脂中的角鲨烯是一种润滑剂，其除了参与胆固醇合成之外还有其他潜在的作用。有报道显示角鲨烯在紫外线防护中起作用，但同时过氧化角鲨烯会诱导HaCaT角质形成细胞产生炎症介质，这可能表明脂质过氧化物参与粉刺形成的过程及痤疮的炎症过程[41]。角鲨烯可能会改变皮脂的流变特性，因为它是皮脂中最非极性的分子，但也是最不饱和的。这种分子可以作为易长痤疮皮肤的脂质标记物，因为在痤疮皮损中它比其他脂质的含量要高得多。各个年龄段的男性都具有相似的角鲨烯水平。然而患有痤疮的受试者中皮脂含量高出健康人群1.6倍，同样角鲨烯含量也高出健康人群2.2倍，这提示它是痤疮相关的脂质标志物。

- 微生物因素

微生物在维护毛囊皮脂腺单位正常生理功能中发挥着重要作用，一旦平衡受到破坏，也会导致油痘皮肤出现或加剧。例如，痤疮丙酸杆菌是一种厌氧或兼性厌氧的革兰氏阳性菌，作为人体皮肤表面的正常菌群，其数量和菌株亚型的变化与痤疮的发生发展密切相关。一方面，痤疮丙酸杆菌可将皮脂中甘油三酯分解成短链的游离脂肪酸，对皮肤表面的金黄色葡萄球菌、链球菌等致病菌均有一定抑制作用。另一方面，较多的游离脂肪酸，直接刺激毛囊及毛囊周围发生炎症反应，还能诱导产生多种多肽，吸引炎症细胞聚集于细菌寄生部位，诱导局部炎症反应。此外，毛囊壁在水解酶的作用下发生损伤破裂，致内容物溢入真皮，从而导致从炎性丘疹到囊肿损害的一系列临床表现。这些因素都是微生物影响油痘皮肤发生的重要原因。

■ 环境因素

环境因素包括气候、空气质量、污染物等，也可能对油痘皮肤产生一定的影响。高温多湿的气候容易导致皮脂腺分泌增加，加剧油痘皮肤的发生。同时，空气中的污染物和化学物质可能对皮肤产生刺激，诱发炎症反应，进而形成痤疮。如环境PM2.5、PM10和二氧化氮（NO_2）的浓度增加可提高痤疮的发生率。环境污染物和紫外线的协同作用可加剧氧化应激对皮肤产生的有害影响，从而导致人体皮肤中脂质、DNA和（或）蛋白质的正常功能发生改变。特定职业的从业人员在生产劳动中接触矿物油或某些卤代烃会引起一种特殊类型的痤疮被称为氯痤疮。因此，改善生活环境对于油痘皮肤的防治也有一定的帮助。

■ 生活方式

生活方式因素对油痘皮肤的影响多种多样。不健康的饮食生活习惯、不规律的作息时间、不恰当的皮肤护理方法等都可能加剧油痘皮肤的发生。

不健康的饮食习惯：高糖高油以及高乳制品的食物可促进胰岛素样生长因子1（IGF-1）分泌，引发血糖波动和胰岛素抵抗。此外，这类高血糖指数的食物还会刺激皮脂腺，导致分泌过多的皮脂，并改变脂质成分的比例。研究表明，吸烟与痤疮有明确的相关性，吸烟者的皮脂分泌率要显著高于非吸烟者，并且脂质成分也会有差异。吸烟可通过增加过氧化脂质，从而引起痤疮皮损的发生。此外，烟草中的尼古丁会使表皮异常角化，促进粉刺的形成。香烟里的苯并芘等毒物还会干扰毛囊皮脂腺的分化。弥散在空气中的烟雾又会对皮肤造成二次伤害。与不吸烟人群相比，吸烟者罹患痤疮的风险显著增加，尤其是女性患者。而且在痤疮患者中，吸烟者更容易出现分布于脸颊、额头的闭口粉刺，同时更容易导致皮肤质地更粗糙、毛孔粗大。上述提示吸烟和痤疮的发生密切相关。

不规律的作息时间：熬夜、精神紧张和压力也会对激素水平产生负面影响，机体会对抗性地产生过多的肾上腺素，而肾上腺素的分泌不但会刺激皮脂腺脂质分泌增多，还会使皮肤的立毛肌收缩，后者使皮脂腺加速分泌更多的脂质，加重毛孔的阻塞，进而加剧油痘问题。有研究表明，肾上腺素能促进痤疮丙酸杆菌产生生物膜，而生物膜可以引起角质形成细胞的粘连从而促进粉刺的形成，同时生物膜还容易引起致病微生物产生对抗生素的耐药性，从而导致临床治疗的失败。

不当的皮肤护理方法：过度使用化妆品、清洁剂，使用不合适的护肤品等可能破坏皮肤的屏障功能，同时刺激皮脂腺分泌，导致皮肤微生态平衡破坏，最终导致油痘的产生。

油痘皮肤是一个受多种因素综合影响的复杂问题。了解这些因素对于制定科学的防治策略起到至关重要的作用。在日常生活中，我们应该通过保持健康的生活方式、清淡的饮食习惯、合理的调节激素水平等方面入手，同时选择适当的皮肤护理方法，从而降低油痘皮肤的发生概率，改善皮肤质量。在未来的研究中，还需要深入挖掘各种因素之间的相互关系，为油痘皮肤的治疗提供更为精准的方案。

3 油痘皮肤形成分子机制

■ 雄激素的作用

雄激素是调节人皮脂腺活性的主要激素。传统概念上的雄激素是在垂体控制下由性腺和肾上腺分泌，通过血循环作用于靶器官上相应受体，从而行使生物学功能或参与相关疾病发生。近年来研究发现，雄激素靶器官在雄性激素代谢酶的作用下，可以将雄激素前体转化为活性雄激素，并通过自分泌、旁分泌或内分泌途径行使其生物学功能，或释放到血循环中作为血循环中雄激素的一部分。局部组织可以根据其需要来调节雄激素的合成和代谢。人体皮肤就是这样一个雄激素内分泌器官,而人体皮脂腺细胞则是皮肤中雄激素合成和代谢的主要场所[42-45]。

肾上腺开始大幅度分泌雄激素前体硫酸脱氢表雄酮(DHEA)是青春期早期痤疮发生的重要因素。雄烯二酮、睾酮、双氢睾酮、低雌激素、高催乳素和孕激素等均与痤疮发生存在密切的相关性。皮肤产生的活性雄激素主要由硫酸脱氢表雄酮转化而来(图7)。青春期时,在雄激素的作用下,皮脂腺活性增强促进大量的脂质分泌是导致痤疮发生的前提条件。研究发现,除青春期早期粉刺形成和血循环中的雄激素水平相关外,大多数痤疮患者血循环中雄激素水平并无异常,因此痤疮并不是单纯的内分泌失调引起的。皮脂分泌的增多也可能是靶器官对雄激素敏感性增加所致。一方面,皮脂腺内雄激素代谢酶如5α-还原酶活性增加,致使双氢睾酮(DHT)的合成增加。另一方面,皮脂腺细胞的雄激素受体数目增加。研究发现,面部皮脂腺内5α-还原酶的活性高于非痤疮好发部位的皮脂腺内的5α-还原酶活性。同时,睾酮抑制下肢的皮脂腺细胞增殖,而刺激面部皮脂腺细胞增殖。双氢

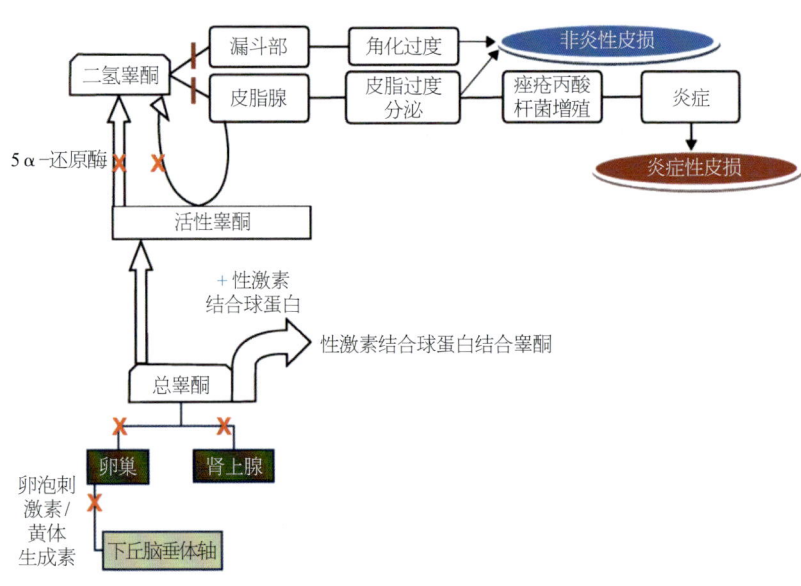

图7·雄激素在痤疮中的作用机制及治疗靶点

注:经允许引自陆凌怡等(2017)[46]

睾酮能刺激上述两个部位皮脂腺的增殖，但对面部皮脂腺细胞的作用更强。这种部位上的差异可以解释为什么身体不同部位具有不同的痤疮易患性。综上，雄激素是痤疮发生必需的刺激因素，而硫酸脱氢表雄酮在痤疮形成的早期起重要作用，5α-还原酶是最重要的雄激素代谢酶，并且皮脂腺细胞对雄激素的敏感性增加也是痤疮发生的重要原因。

雄激素分泌过多与成年女性痤疮的发展之间存在显著的相关性。由于在大多数情况下，雄激素过多始于青春期，比起成年期开始的成年女性痤疮，持续的成年女性痤疮（即在青春期开始并持续至成年的一种成年女性痤疮形式）与过度雄激素的关联更强。在青春期出现的痤疮比成年期更常见，但与雄激素过多的相关性较低。研究显示，青春期痤疮取决于雄激素产生的迅速变化，从而导致皮脂产生增加。然而，其他激素如胰岛素样生长因子-1可能在青春期痤疮以及成年期痤疮中发挥重要作用。在成年女性痤疮中，血循环中的雄激素代谢产物——雄酮葡萄糖醇（androsterone glucuronide，主要来源于雄烯二酮）明显增加。有趣的是，其雄酮葡萄糖醇水平与正常雄激素水平的患者相比增加了60%，这可以理解为雄激素敏感性增加。与这一假设一致的是雌激素和孕激素也可改善正常雄激素水平患者的痤疮。同时，成年女性痤疮中可能存在雄激素产生的替代途径的增加。研究发现来自肾上腺的11-氧雄激素（11-oxo androgens）在血循环中的含量明显大于常规检测的雄激素水平。但是目前尚无成年女性痤疮中氧雄激素水平的相关研究。

月经周期中性激素波动在女性痤疮暴发中可能起到了关键的作用。大多数女性患者指出她们的痤疮程度在月经前几天会加重。和年轻女性相比，月经前痤疮加重现象在30岁以后的妇女中更为明显，但原因仍不完全清楚。月经前期垂体分泌的卵泡刺激素和黄体生成素减少，黄体随之萎缩从而使孕激素和雌激素也迅速减少，导致子宫内膜骤然失去这两种性激素的支持，促使崩溃出血，内膜脱落而形成月经来潮。而雌激素减少使雄激素水平相对增高，这种不平衡加重了痤疮。这种现象在多囊卵巢综合征的患者中尤其明显。此外，经前期几天孕激素水平会达到高峰也被认为可能与痤疮皮损加重有关。

妊娠尤其是妊娠中后期痤疮发生率明显增加，但其原因和机制仍不完全明了。可能与怀孕后母体孕激素和胰岛素抵抗导致的胰岛素样生长因子及雄激素增加有关，所以有些孕妇会出现"高雄激素"表现，如体毛增多增粗、皮脂分泌增多皮肤更油，原来光洁的脸又会变成油痘脸。

■ IGF-1/mTOR通路

胰岛素样生长因子通过诱导脂质大量分泌在痤疮的发病机制中发挥重要作用。IGF-1水平在青春期有一个峰值，与痤疮好发的时间吻合，随后其表达水平持续下降。有趣的是，有研究表明青春期后女性痤疮患者血清IGF-1水平升高。IGF-1水平在痤疮患者血清中高于健康人群，且与痤疮的严重程度呈正相关。痤疮患者IGF-1水平与性别，身体质量指数（body mass index, BMI）和高糖饮食密切相关，IGF-1水平升高会导致面部皮脂分泌量增加[40, 47, 48]。

饮食诱导的IGF-1与皮脂腺稳态密切相关（图8），而且IGF-1基因多态性与痤疮之间存在关联。IGF-1通过激活IGF-1受体（IGF1R）促进细胞增殖，上调磷酸肌醇-3-激酶（PI3K）-蛋白激酶B（AKT）信号级联。IGF-1调控PI3K/AKT信号通路在皮脂腺的脂质合成中发挥关键作用，该信号传导下游四种关键的脂质合成相关转录因子：雄激素受体（AR）、过氧化物酶体增殖物激活受体（PPARγ），肝X受体-α（LXRα）和甾醇反应元件结合蛋白-1c（SREBP-1c），均受转录因子叉头盒O1A（FoxO1）负调控。同时，IGF-1介导的AKT信号通路的激活导致雷帕霉素复合物1（mTORC1）通路的级联反应，上调PPARγ和SREBP-1c的表达，刺激脂质摄取和皮脂细胞分化，促进皮脂生成。此外，IGF-1的这种机制增加雄激素受体介导的信号转导，性激素调节的皮脂细胞增殖以及皮脂生成。雄激素只有在IGF-1存在的情况下才能诱导人类皮脂细胞中雷帕霉素靶蛋白（mTOR）的磷酸化，这表明局部活跃的雄激素产生与循环IGF-1在皮脂合成和痤疮发病中具有关键作用。

在皮脂生成和炎症方面，胰岛素和IGF-1刺激人类皮脂细胞中不

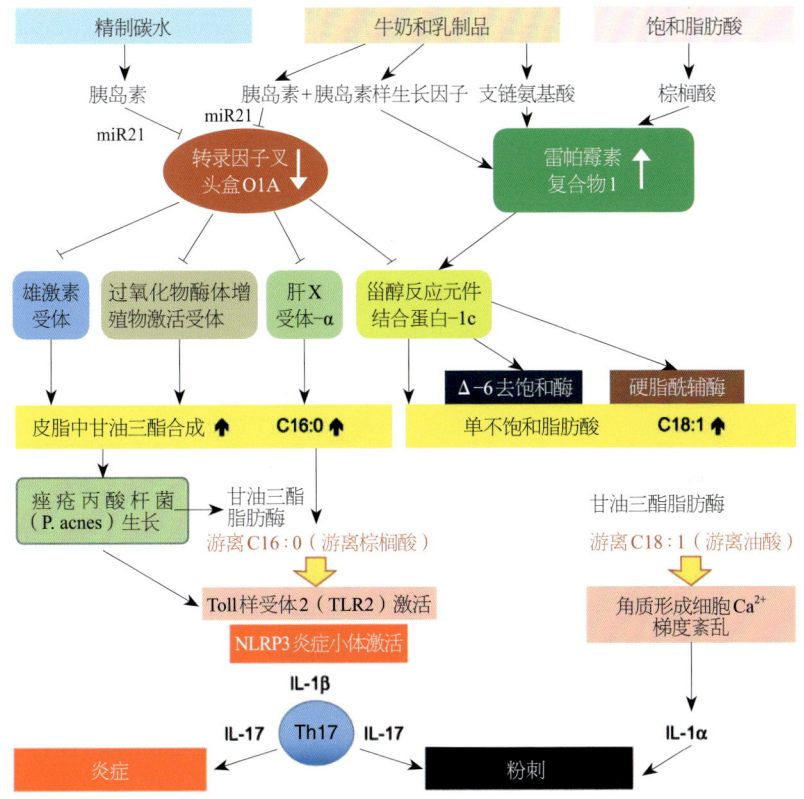

图8·IGF-1影响痤疮发生发展的分子机制

注：经允许引自Melnik BC（2015）[47]

饱和脂肪酸的形成。SREBP-1c能通过增加硬脂酰辅酶A（SCD1）和Δ-6去饱和酶（FADS2）的表达，提高皮脂甘油三酯中单不饱和脂肪酸的比例。据研究报道，油酸涂抹在兔耳表面会诱发粉刺。油酸干预角质形成细胞会导致渗透屏障的损伤，破坏角质形成细胞细胞内钙梯度，从而引起角质形成细胞过度增殖、皮肤鳞屑、异常角质化和表皮增生。此外，暴露于游离油酸刺激的角质形成细胞会引起白细胞介素（IL-1α）的增加，进一步诱导粉刺的发生。在皮脂细胞增殖方面，胰岛素和IGF-1减少p21蛋白表达，随后增加在S期细胞周期的细胞数量。在敲除了PPARγ基因的皮脂腺细胞中，胰岛素/IGF-1诱导的脂质合成及增殖、炎症基因和蛋白质的基础水平表达显著提高，这表明该受体参与了细胞生理过程的调控。另一方面，研究已经证明IGF-1能够体外调节细胞因子的表达，刺激人皮脂腺细胞分泌肿瘤坏死因子（TNF-α）、白细胞介素-6（IL-6）和白细胞介素-8（IL-8）。

目前研究已证实，IGF-1具有促进肾上腺与性腺合成雄激素、影响雄激素受体的信号转导、刺激表皮、真皮及皮脂腺细胞增殖、促进脂质合成及诱导炎症因子生成等作用，从而诱导痤疮发生。胰岛素也同样具有促进肾上腺及性腺合成雄激素的作用，并能够抑制肝脏雄激素结合蛋白生成，还能刺激肝脏分泌IGF-1。

■ 免疫和炎症

免疫应答介导的炎症反应被认为是痤疮发病的重要环节，炎症反应贯穿了痤疮发病的整个阶段。与非痤疮患者的毛囊相比，痤疮患者的正常毛囊皮脂腺单位中已经有显著的炎症反应，包括巨噬细胞、IL-1α等上调。最近的研究表明，痤疮丙酸杆菌与天然免疫诱导的炎症之间至少有四个主要途径相互作用：通过Toll样受体（TLR）、激活炎症小体（Inflammasome）、诱导基质金属蛋白酶（MMPs）的产生以及刺激抗微生物肽（AMP）的活性。同时，参与适应性免疫应答的Th1和Th17淋巴细胞也在痤疮的发病机制中发挥着重要作用[49-51]。

痤疮患者外周血单核细胞TLR2高表达。近年来研究发现，TLR2所介导的天然免疫反应在痤疮丙酸杆菌诱导的痤疮发病中起到了关键性作用（图9）。TLRs是参与天然免疫的模式识别受体，可以识别来源于微生物病原体的相关分子模式，并激活机体产生免疫应答。皮肤中表达TLR2和TLR4，能够识别病原体相关分子模式（PAMP），TLR4识别革兰阴性菌的脂多糖（LPS）从而介导细胞信号通路；TLR2识别革兰阳性菌（如痤疮丙酸杆菌）细胞壁成分肽聚糖（PGN）、脂蛋白以及脂多肽，其下游信号包括Myd88、p38MAPK及核因子κB（NF-κB）等。研究发现，痤疮患者表皮上层TLR2呈过量表达，痤疮丙酸杆菌蛋白提取物刺激角质形成细胞可以诱导其表达TLR2，TLR2的表达增加也加重了疾病的发展进程，并且痤疮丙酸杆菌和TLR2的作用增强了炎症因子的表达，而痤疮丙酸杆菌对蛋白酶激活受体-2

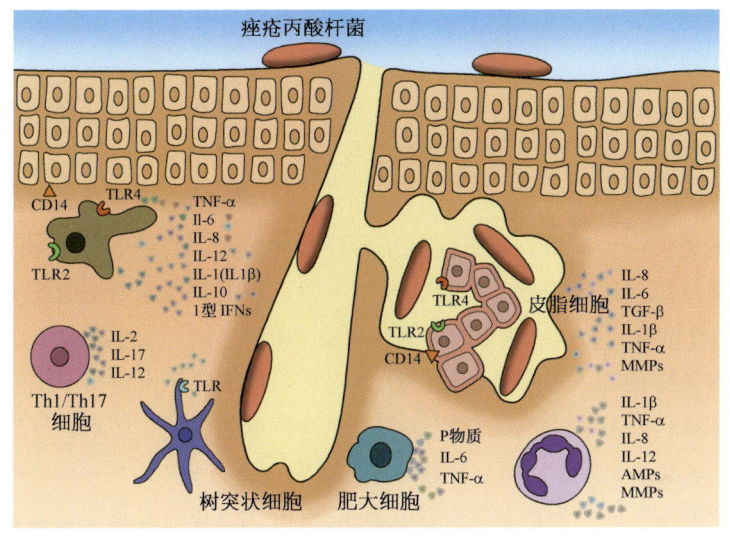

图 9 · 痤疮的免疫反应

注：经允许引自 Firlej E et al (2022)[49]

（PAR-2）的激活则增强了防御素和基质金属蛋白酶的表达，并在痤疮皮损中发现了 NF-κB 途径激活，TNF-α、IL-8 和 IL-1β 表达上调，以及丝裂原激活蛋白激酶（MAPK）也有活化，进而活化激活蛋白（AP-1）调节基质金属蛋白酶的表达。基质金属蛋白酶在炎症、细胞增殖、真皮基质的降解中起到重要的作用，与瘢痕形成有关。同时，痤疮丙酸杆菌也可通过激活抗菌肽、神经多肽以及抗微生物脂质，进而激活 Myd88 信号途径促进 IL-1 释放，参与痤疮的炎症反应。过氧化脂质例如过氧化角鲨烯会导致角质细胞增生，以及激活由白细胞三烯 B4（LT B4）介导的炎症反应。此外，炎症小体作为多种蛋白质组成的复合体，也在痤疮炎症中发挥重要作用，它调节半胱天冬酶-1（caspase-1）的活化进而在天然免疫防御过程中促进细胞因子 IL-1β 和 IL-18 前体的切割加工成熟和诱导细胞在炎性和应激的病理条件下死亡。目前发现有四种炎性小体，研究最多的是 NLRP3 炎性小体。受到痤疮丙酸杆菌刺激的人，其单核细胞和皮脂腺细胞通过激活 NLRP3 和 caspase-1 通路分泌 IL-1。在痤疮皮损中，caspase-1 与 NLRP3 表达在痤疮组织增高。皮脂腺在皮肤天然免疫中起到重要的作用，皮脂腺可以分泌神经肽、抗菌肽以及发挥皮肤干细胞的功能。

近年来，人们对痤疮病程中适应性免疫反应的重要性也越来越关注。与正常的痤疮丙酸杆菌携带者相比，痤疮患者单核细胞产生更多的γ-干扰素（IFN-γ）、IL-12和IL-8，说明痤疮的炎症反应主要是宿主免疫应答所致，而不仅仅是菌株差异性。已经证明，痤疮丙酸杆菌释放到皮脂腺导管中的免疫原蛋白可能被朗格汉斯细胞提呈给$CD4^+T$细胞。在痤疮病变的早期炎症浸润阶段（6～72小时），$CD4^+T$细胞是白细胞中最多的细胞，这表明它们可能参与由定植于皮脂腺的痤疮丙酸杆菌引起的免疫反应。中性粒细胞出现在脓疱的早期而$CD8^+T$细胞在后期浸润。最近的体外研究表明，痤疮丙酸杆菌也通过诱导Th1和Th17淋巴细胞分泌IFN-γ和IL-17A以及其他促炎细胞因子来激活适应性免疫反应。此外，在炎症性痤疮病变的活检标本中发现$IL-17^+T$细胞存在于毛囊周围浸润区。值得注意的是，痤疮病变中发现的细胞因子IL-1β和IL-6以及转化生长因子-β（TGF-β）在激活Th17方面发挥了重要作用。此外，在痤疮患者的外周血中可以找到痤疮丙酸杆菌特异性的Th17亚群和Th17/Th1细胞。另外，关于调节性T细胞在痤疮免疫反应中的作用鲜有报道，在免疫组织化学的研究结果中，$FoxP3^+$细胞的数量在痤疮病变的乳头真皮中显著增加。调节性T细胞可以防止自身免疫，并抑制免疫反应。此外，在痤疮患者的血清以及皮损中IL-10的水平升高。以上结果表明炎症与免疫反应存在于痤疮发生发展的全过程。

■ 皮脂成分

油痘皮肤中的"油"指的是皮肤表面的脂质，受年龄、性别、面部不同部位、昼夜节律、药物使用以及护肤习惯等多种因素的影响。皮肤脂质主要由皮脂腺细胞、角质形成细胞和皮肤微生物群产生，具有信号转导、跨膜转运、酶激活等多种重要的生物学功能[48, 52, 53]。其中，皮脂腺细胞分泌的脂质比例占75%～90%，其主要成分包括甘油三酯（triglyceride，TG）（41.0%）、蜡酯（25.0%）、脂肪酸（fatty acid，FA）（16.4%）、角鲨烯（12.0%）以及其他脂质成分（表2）。

表2 · 皮肤脂质的主要成分和功能

脂质类型	w%(质量分数%) 皮脂腺脂质	w%(质量分数%) 细胞外脂质	功能和角色
甘油三酯	41.0	16.5	储存并提供能量
蜡酯	25.0	—	保湿和屏障功能
游离脂肪酸	16.4	10.0~15.0	维持皮肤表面渗透性;维持皮肤的代谢和屏障功能;抗菌作用;调节细胞的生化活性、迁移和对刺激的反应;参与免疫反应
角鲨烯	12.0	—	保留水分;屏障功能
胆固醇酯	2.1	24.0	维持皮肤表面渗透性;维持皮肤的代谢和屏障功能
胆固醇	1.4		
神经酰胺	—	40.0~50.0	皮肤保护、保湿和锁水功能
磷脂	—	30.0	维持代谢和平衡激素分泌;激活细胞、增强免疫力和再生能力;调节生物膜形成

注:经允许引自 Cui L et al (2016)[52]。

皮脂成分的变化在痤疮炎症的诱导中起着至关重要的作用。其中,脂肪酸分为饱和脂肪酸和不饱和脂肪酸,两者之间的比例变化会影响痤疮皮损的严重程度。饱和脂肪酸,例如棕榈酸(PA,C16:0),可诱导皮脂腺细胞、角质形成细胞和巨噬细胞产生促炎细胞因子。不饱和脂肪中的单不饱和脂肪酸(monounsaturated fatty acid, MUFA),包括十六碳烯酸(SA, C16:1n10)、棕榈油酸(POA,C16:1)和油酸(OA,C18:1)已被证明具有抗菌活性。然而,除了抗菌作用,上述单不饱和脂肪酸也能通过影响钙在角质形成细胞的流入情况,造成表皮的异常角化,诱导粉刺的发生。而多不饱和脂肪酸(polyunsaturated fatty acid, PUFA)分为ω-3和ω-6两类,分别包括α-亚麻酸(ALA,C18:3)和亚油酸(LA, C18:2)。其中ω-3 PUFA能作用于痤疮发病中的四个主要机制。有研究表明,痤疮患者皮脂中亚油酸的表达水平降低,会导致皮肤的屏障功能受到损伤,从而增加痤疮的炎症物质对皮肤的渗透性。故局部应用亚油酸可以减少微粉刺的形成。

IGF-1的饮食介导的皮脂异常会促进痤疮丙酸杆菌过度生长和生物膜的形成，导致脂肪酶的过度表达，增加了毛囊中游离棕榈酸酯和油酸的水平，影响患者的痤疮严重程度和皮脂组成。西方饮食中 ω-6/ω-3 的比例为 15:1～16:1，远高于健康比例 1:1～4:1。此外，值得注意的是，过量的饱和脂肪酸是一个危险信号，它能激活由 TLR2 驱动的炎症信号通路。棕榈酸通过诱导 TLR2 与 TLR1 的异二聚化直接激活 TLR2，导致 IL-1β 的分泌，而 ω-3 PUFA 中的 DHA 则能抑制 TLR2/TLR1 二聚化发挥抗炎作用。同时，有证据表明，棕榈酸可以增强巨噬细胞中 TLR2/NF-κB 信号传导，NF-κB 信号通路下游的环氧合酶-2（COX-2）能介导花生四烯酸代谢为前列腺素，调节免疫和炎症反应。相较于健康人群，COX-2 在痤疮患者毛囊皮脂腺单位中的表达显著增加，并且与丘疹脓疱型痤疮显著相关。COX-2 在痤疮皮损中表达增加与促炎细胞因子的释放和脂质过氧化有关。研究提示，痤疮患者的低糖负荷饮食能改善痤疮皮损，降低脂肪酸去饱和酶的活性，提高皮脂中 C16:0/C16:1 脂肪酸的比例。此外，痤疮患者血清 ω-3 PUFA 中二十碳五烯酸（EPA, C20:5）水平降低提示促炎状态，而补充 ω-3 PUFA 可用作油痘皮肤人群的辅助治疗。

除了脂肪酸之外，其他皮肤脂质成分的改变也会导致痤疮的发生发展。神经酰胺链长度与皮肤屏障有直接关系。研究表明，短链神经酰胺可使皮肤屏障的通透性增加 10 倍以上，提示痤疮患者皮脂中短链神经酰胺含量的增加不利于皮肤屏障功能的维护。由于脂肪酸和神经酰胺链的长度影响皮肤角质层脂质的形成，短链神经酰胺可降低皮脂膜的稳定性，导致皮肤通透性增加。甘油磷脂作为一种细胞信号分子，可以抑制固有免疫系统 TLR2 和 TLR4 的激活及其下游炎症介质的表达，并具有维持质膜完整性和稳定性的功能。神经酰胺的代谢可抑制整合素，通过外源性或内源性途径促进细胞凋亡，并参与维持皮肤角质层功能的稳定性。同时，甘油磷脂和神经酰胺可以共同维持角质层结构和功能的稳定性，并促进皮肤屏障的维护。角鲨烯是由皮脂腺产生的具有很强抗氧化能力的脂质，能有效抑制脂质过氧化的级联反应，并抵御因紫外线照射及氧化应激造成的皮肤损伤。然而，在抗氧化应激的过程中角鲨烯很容易转化为过氧化角鲨烯，并激活脂氧合酶，上调炎症因子IL-6的表达，从而诱导炎症反应。因此，痤疮患者皮脂中角鲨烯含量的增加是过氧化角鲨烯水平升高的前提条件，并可能放大皮肤的炎症反应。

  油痘皮肤的形成是一个受多种分子机制共同调控的复杂过程。深入了解雄激素、IGF-1/mTOR通路、免疫系统和炎症过程在其中的作用，可为制定更有效的治疗策略提供科学依据。

六 油痘皮肤早期认识的意义

随着生活节奏的加快，人们的生活压力增大，皮肤问题也日益增多。其中，油痘皮肤成为了一种常见的皮肤问题，它通常发生在油性皮肤上，表现为皮肤表面容易出油（皮脂溢出）、毛孔粗大、敏感、痘痘等症状。油痘皮肤的形成原因复杂，包括遗传、环境、激素变化、生活习惯等多种因素。如果不能及时认识和处理，可能会引发更严重的皮肤问题如痤疮后遗症等。目前我们国家提出了"健康中国"战略，强调预防为主，注重健康的生活方式。这一战略对于油痘皮肤的防治同样具有指导意义。因此，早期认识油痘皮肤的形成原因和表现对于预防和治疗具有重要意义。我们能够更好地管理皮肤健康状况，避免严重皮肤问题的发生，提高生活质量。

油痘皮肤可以带来一系列的问题：① 皮肤美观度下降：油痘皮肤容易出现粉刺、丘疹、脓疱、结节、囊肿等痤疮表现，同时皮肤出油增加、毛孔粗大、暗沉、粗糙等，降低面部皮肤美观度。② 遗留痤疮后遗症：痘痘若不及时治疗容易遗留痤疮后遗症，如痘印（痤疮后红斑、痤疮后色素沉着）、痘坑（凹陷性瘢痕）、痘疤（增生性瘢痕或瘢痕疙瘩）。部分遗留的痤疮后遗症为永久性的，对人们的外貌和心理健康造成较大影响。③ 皮肤屏障功能受损：油痘皮肤人群因不恰当护肤、不正当医美或使用一些刺激性的产品对皮肤屏障功能造成较大损害。从而出现敏感皮肤的表现如受到物理、化学、精神等刺激后皮肤出现不同程度的灼热、刺痛、瘙痒及紧绷感等症状，症状可持续数分钟甚至数小时，且少数患者面部皮肤可出现片状或弥漫性潮红、红斑、毛细血管扩张，可伴随干燥、细小鳞屑。应尽可能避免各种触发因素，避免滥用化妆品。④ 心理压力：由于油痘会影响人们的外貌，从而引起心理压力，影响社交，降低生活质量。因此我们需要早期认识油痘皮肤及其带来的一系列的心理问题，及时治疗油痘皮肤症状，必要时进行心理辅导。

除了解油痘皮肤对我们的影响之外，还应了解油痘皮肤的发病机制、发病诱因，养成良好的生活习惯和饮食习惯，有助于早期治疗及缓解油痘皮肤的症状。

首先，早期认识油痘皮肤及其发病机制可以帮助我们更好地理解病情。通过上文我们认识到油痘皮肤的形成主要与遗传背景下雄激素诱导的皮脂腺过度分泌脂质、毛囊皮脂腺导管角化异常、痤疮丙酸杆菌等毛囊微生物增殖及炎症和免疫反应有关。此外，皮脂腺功能还受到雄激素以外的多种激素影响：IGF-1等水平升高会刺激雄激素分泌，从而导致皮脂分泌增多[54]。了解油痘皮肤的发病机制可以帮助我们认清病因，根据个体情况制定针对性的治疗方案。

其次，早期认识诱发或加重油痘皮肤的不良饮食习惯有助于我们及时采取有效的预防措施。目前认为高糖、碳水化合物饮食及高乳制品饮食都可以促进胰岛素和IGF-1的分泌，引起胰岛素抵抗，促使痤疮的发生[46]。另有研究表明摄入含ω-6脂肪酸比例高的高脂饮食会加重痤疮病情[55]。油痘皮肤人群在饮食上需要注意以清淡为主，避免高糖、高脂、乳制品等食物的摄入，比如甜食、奶茶、牛奶、肥肉、奶油等。适当增加ω-3脂肪酸（深海鱼类、深色蔬菜、豆类和坚果）的摄入，适当增加低糖水果、蔬菜的摄入有助于缓解油痘皮肤症状。

另外，早期认识诱发或加重油痘皮肤的不良生活习惯有助于我们及时采取有效的预防措施。部分学者认为长期睡眠不规律导致的生物节律紊乱与痤疮发病有关[56]。日晒对油痘皮肤患者的病情发展有很大影响，因为它可以促进细菌增殖，降低免疫反应，从而促使炎症发生和发展，而且会增加痘印的风险[57]。因此规律作息、避免熬夜及过度日晒等均有助于预防和改善痤疮的发展。

早期认识油痘皮肤及尽早治疗，可以降低治疗成本。油痘皮肤患者应加强面部护理，正确清洗面部、正确防晒并适当使用具有保湿及抗粉刺功效的护肤品，这样可以有效改善油痘皮肤的症状。如果症状没有好转，建议及时就医，配合医生治疗。

早期认识油痘皮肤可以避免皮肤留下后遗症。如果油痘皮肤未尽早干预，炎症过重，或存在不当的习惯如挤抠痘痘、日晒等都可能会增加痤疮后红斑、凹陷性瘢痕和增生性瘢痕的发生率。部分瘢痕可能成为永久性瘢痕，可引发生活质量下降，导致心理健康问题。

早期认识油痘皮肤可以减少皮肤屏障受损的现象。油痘皮肤人群因不当护肤、不当医美操作或使用一些刺激性的产品可对皮肤屏障功能造成较大伤害，从而出现敏感皮肤的表现如受到刺激后皮肤出现不同程度的灼热、刺痛、瘙痒及紧绷感等症状，甚至有些患者面部皮肤可出现片状或弥漫性潮红、红斑、毛细血管扩张、干燥、鳞屑等表现，这种症状及体征的长期存在影响人们的生活质量。日常生活中应尽可能避免各种触发因素，如日晒、进食辛辣食物、饮酒、情绪波动、密闭的热环境等，避免滥用化妆品，合理使用"水杨酸、果酸"等产品。

早期认识油痘皮肤可以提高生活质量，减少因皮肤问题带来的心理压力，从而提高生活质量。因为油痘皮肤人群尤其是重度痤疮患者易出现焦虑和抑郁，需配合心理疏导。

总之，早期认识油痘皮肤对于预防和治疗均具有重要的意义。通过了解油痘皮肤的形成原因和临床表现，我们可以更好地了解病情，并根据个体情况制定针对性的治疗方案。未来的研究应致力于寻找更有效的预防和治疗策略，以满足人们对皮肤健康的需求。同时，我们也希望人们能够关注皮肤健康问题，通过合理的饮食、护肤、生活习惯来改善自己的皮肤状况，有效地缓解油痘皮肤的症状，减少后遗症的发生，从而让自己拥有健康的皮肤。

七 油痘皮肤容易引起的不良后果

油痘皮肤容易反复出油长痘痘（痤疮），痘痘主要特征表现为毛囊皮脂腺的慢性炎症过程，而炎症和损伤常常会遗留损容性后遗症（图10），包括炎症后红斑（post-inflammatory erythema，PIE）（又称痤疮后红斑）、炎症后色素沉着（post-inflammatory hyperpigmentation，PIH）（又称痤疮后色素沉着）和痤疮瘢痕[54]。研究发现，许多油痘皮肤遗留的损容性皮损问题可能会引发患者生活质量下降、导致心理健康问题，例如产生自杀轻生想法和自卑感[58]。因此，油痘皮肤后遗症的预防和治疗具有重要作用。

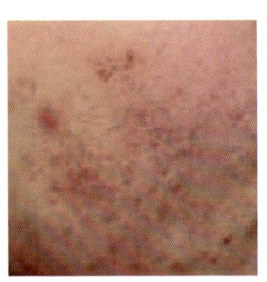 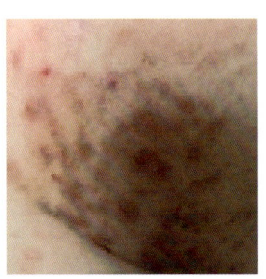 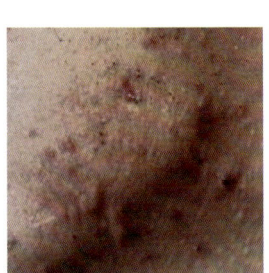

痤疮后红斑　　　　　痤疮后色素沉着　　　　　痤疮瘢痕

图10·寻常痤疮的损容性后遗症

1 痤疮后红斑（红色痘印）

痤疮后红斑俗称"红色痘印"，颜色为粉红色至红色，好发于Fizpatrick皮肤分型Ⅰ～Ⅲ型。炎症后红斑在2013年由Bae-Harboe YS等[59]最初用于描述痤疮后红斑，也可指代其他炎症后遗留的局限性红斑。在痤疮领域，PIE和痤疮后红斑是同义词。

目前痤疮后红斑发生机制尚未完全阐明，主要与以下几方面有关：①皮损愈合过程中真皮乳头层毛细血管扩张和红细胞在毛细血管内聚集；②皮损及其周围炎症级联反应，持续的炎症因子刺激也可导致新生血管生成；③ 皮损愈合引起表皮变薄，光线容易反射到扩张的毛细血管，导致其能见度增加；④ 痤疮与皮肤屏障功能受损有关，痤疮后红斑可能与角质层损伤有关；⑤ 另一种理论认为痤疮后红斑的机制是由于外源性刺激（如局部使用外用制剂）引起的[60-62]。例如使用痤疮外用药物、食用刺激性食物、过度摩擦皮肤等。另外，在运动或炎热环境下，红斑会随着体温的上升而更加明显。

通常，痤疮后红斑会随着时间推移而改善，一般长达2～6个月，但大部分患者会有痤疮后红斑持久的现象，从而增加炎症后色素沉着及瘢痕产生的风险[63]。在多数情况下，痤疮后红斑对生活质量及心理影响甚至远超痘痘本身。因此，预防及治疗尤为重要。

❷ 痤疮后色素沉着（黑色痘印）

与痤疮相关的PIH又称为痤疮后色素沉着，俗称"黑色痘印"。痤疮后色素沉着最常见于肤色较深的个体（Fitzpatrick Ⅳ-Ⅵ型），研究表明肤色深的人患病的频率和严重程度更高，发病率在45.5%～87.2%，并与心理社会障碍显著有关[64,65]。

痤疮的炎症过程可能刺激黑素细胞过度产生或不规则地分散黑色素。虽然痤疮相关炎症后色素沉着的确切发病机制尚不完全清楚，但据研究报道，表皮炎症引起的花生四烯酸释放导致前列腺素、白三烯和其他刺激黑素细胞活性的分子生成。随着黑色素的合成，更多的色素被分配到角质形成细胞。一般认为，色素沉着的严重程度与痤疮炎症程度以及长期或复发性炎症有关[65]。

痤疮后色素沉着表现为痤疮皮损部位的局限性或弥漫性棕褐色至紫色色调的色素沉着性斑点、斑片，在红斑消退后变得最明显[64,65]。痤疮后色素沉着可以长期存在。

❸ 痤疮瘢痕（痘疤）

痤疮瘢痕的形成主要是由于重度、慢性炎症导致痤疮皮损愈合异常，在愈合的细胞外基质重塑期出现胶原纤维的过度降解或过度沉积，导致萎缩性瘢痕或增生性瘢痕的形成。

影响痤疮瘢痕形成的因素包括痤疮早期是否成功控制身体质量指数、性别及严重痤疮家族史等[66]。微生物感染诱导异常的免疫应答同时也影响瘢痕的形成。痤疮瘢痕的严重程度与痤疮的严重程度和持续时间密切相关，也与皮脂腺腺体结构的改变有关。痤疮早期抑制过度炎症，可促进正常细胞外基质代谢，预防痤疮瘢痕的最终形成[67]。

哪些人群、哪些类型的痘痘形成瘢痕的风险更大呢？瘢痕形成前的风险包括：① 年龄：青年时期痤疮遗留瘢痕风险最大，随着年龄增大风险减小；② 性别：男性大于女性；③ 家族史：瘢痕家族史阳性的患者出现痤疮瘢痕风险增大；④ 时期：在红色丘疹阶段得到治愈的痤疮，遗留瘢痕风险较小，发生明显皮肤破损的痤疮遗留瘢痕的风险较大；⑤ 部位：常见于面部、下颌及胸、肩、背部；⑥ 治疗：早期规范及适当治疗可避免或减少痤疮瘢痕发生[68]。

痤疮瘢痕主要分为萎缩性和增生性，也可发生瘢痕疙瘩，其中萎缩性最为常见[68]。

萎缩性痤疮瘢痕按其破坏深度和大小又分为冰锥型、箱车型和滚轮型。其中冰锥型最常见，占60%～70%，呈深V形，直径小于2 mm，其深度可达真皮甚至皮下，边缘陡峭，形似冰锥凿痕，其形成与局灶性胶原破坏有关。箱车型瘢痕占20%～30%，呈U形，直径约1.5～4 mm，深浅不一，基底较宽。滚轮型瘢痕占15%～25%，呈W形，直径最宽，可达5 mm，深度较浅，外观高低起伏[68]。

增生性瘢痕及瘢痕疙瘩主要分布于下颌及胸肩背部，表现为淡红色至暗红色不等的结节或斑块，质地较硬[68]。

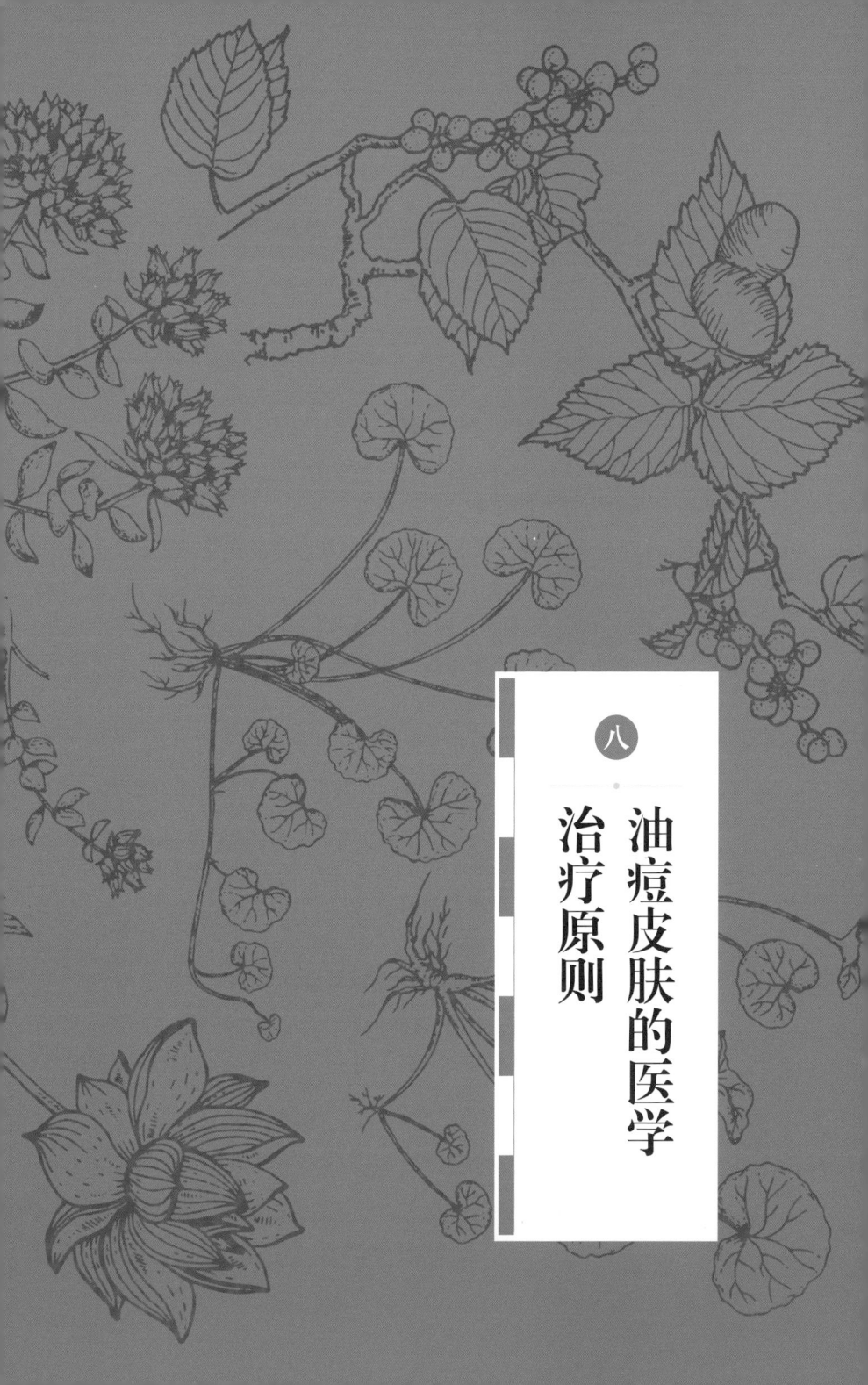

八 油痘皮肤的医学治疗原则

油痘皮肤主要呈现为皮脂溢出和痘痘（痤疮）等症状，而痤疮分级是选择治疗方案及疗效评价的重要依据。以下为痤疮的皮损类型。

 痤疮分级

痤疮的皮损类型可分为粉刺，丘疹，脓疱，结节，囊肿[54]。一般来讲非炎症性皮损表现为粉刺，粉刺可分为黑头粉刺和白头粉刺，黑头粉刺又称为开放性粉刺，白头粉刺又称为闭合性粉刺。炎症性皮损表现为丘疹、脓疱等，严重者甚至可演变为结节、囊肿或瘢痕。

1970年Pillsbury根据皮损类型及数目将痤疮分为4级。而目前在临床上，国内外的皮肤科医生较为广泛采用的就是Pillsbury的4级分级法。

（1）轻度：轻度即为Ⅰ级，表现为粉刺为主，少量丘疹和脓疱，总病灶数少于30个。

（2）中度：中度分为Ⅱ、Ⅲ两级。Ⅱ级表现为有粉刺，中等量的丘疹和脓疱，总病灶数31～50；Ⅲ级表现为大量丘疹和脓疱，偶见大的炎性皮损，分布广泛，总病灶数在51～100，结节小于3个。

（3）重度：重度即为Ⅳ级，表现为结节、囊肿性痤疮或聚合性痤疮，多数伴有疼痛并形成囊肿和窦道，总病灶数在100个以上，结节或囊肿在3个以上。

2019年中国痤疮治疗指南[54]将痤疮分为3度、4级（图11）。这种方法更为简单明了，方便选择治疗方案，即：轻度（1级）：仅有粉刺；中度（2级）：有炎性丘疹；中度（3级）：出现脓疱；重度（4级）：有结节、囊肿。

 联合与分级治疗

痤疮的分级体现了痤疮的严重程度和皮损性质，而痤疮不同的严

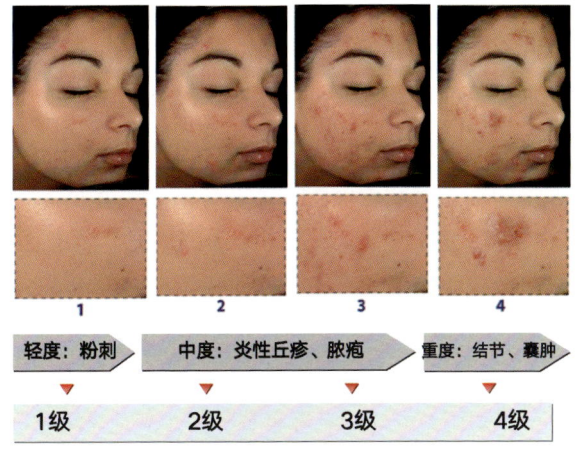

图11 · 中国痤疮严重度3度、4级分级法

重程度及不同类型的皮损对不同治疗方法的反应也是不同的，故痤疮的治疗应根据其分级选择相应的治疗药物和手段（表3）。任何一种痤疮治疗方法都难以全面有效地覆盖痤疮发病机制的所有环节，多种治疗方法的联合至关重要。目前有外用维A酸类、抗生素类药物和过氧化苯甲酰等多种药物联合的外用复方制剂可供选择。中重度痤疮考虑系统药物与外用药物的联合及药物与物理化学治疗方法的联合使用等。联合治疗可以显著增加药物疗效和降低不良反应、增加患者依从性[54,69]。

Ⅰ级痤疮治疗：主要采用局部治疗。首选外用维A酸类药物，必要时可加用过氧化苯甲酰或水杨酸等以提高疗效。一些具有角质剥脱、溶解粉刺、抑制皮脂分泌和抗菌等作用的功效性护肤品也可作为辅助治疗手段。同时可以采用粉刺去除术等物理疗法。

Ⅱ级痤疮治疗：通常在外用维A酸类药物治疗的基础上，联合过氧化苯甲酰或其他外用抗菌药物。为避免局部不良反应，维A酸联合过氧化苯甲酰治疗时，可隔日使用一种药物或两种药物早、晚交替使用。局部治疗效果不佳者可增加使用口服抗生素如四环素类，或加上蓝光照射、果酸疗法等物理治疗方法。

Ⅲ级痤疮治疗：这类患者常采用联合治疗，其中系统使用抗生素是基础治疗的方法之一,要保证足够的疗程。推荐口服抗生素如四环素类,外用维A酸类药物、过氧化苯甲酰或其他抗菌药物。对有适应证并有避孕要求的女性患者可选择抗雄激素药物治疗,个别女性患者可考虑口服抗雄激素药物联合抗生素治疗。其他治疗方法(如红、蓝光及光动力疗法等)也可联合应用。效果不佳者可单独口服异维A酸治疗,也可同时外用过氧化苯甲酰。对系统应用抗生素超过2个月者,加用过氧化苯甲酰这类不引起细菌耐药的抗菌剂很有必要,可防止和减少耐药性的产生。

Ⅳ级痤疮治疗:口服异维A酸是一线治疗方法。对炎性丘疹和脓疱较多者,也可先采用系统应用抗生素和外用过氧化苯甲酰联合治疗,待炎症改善后改用口服异维A酸治疗,目前有循证医学证据支持口服异维A酸联合抗生素治疗。

口服维A酸类药物具有显著抑制皮脂腺脂质分泌、调节毛囊皮脂腺导管异常角化、改善毛囊厌氧环境从而减少痤疮丙酸杆菌繁殖以及抗炎和预防瘢痕形成等作用,是目前针对痤疮(油痘皮肤人群)发病4个关键病理生理环节唯一的口服药物。维A酸类药物主要包括异维A酸和维胺酯,异维A酸有明确的致畸作用,育龄期女性患者应在治疗前1个月、治疗期间及治疗结束后3个月内严格避孕。

3 油痘皮肤的物理化学治疗

主要包括光动力、红蓝光、激光与光子治疗、化学剥脱等,它们可作为痤疮辅助或替代治疗以及痤疮后遗症处理的选择[54,69]。

光动力:光动力疗法具有抑制皮脂分泌、杀灭痤疮丙酸杆菌、免疫调节、改善皮脂腺导管角化及预防或减少痤疮瘢痕作用,可作为中重度或重度痤疮在系统药物治疗失败或患者不耐受情况下的替代选择方法。

红蓝光:单独蓝光照射有杀灭痤疮丙酸杆菌及抗炎作用,单独红光照射具有组织修复作用,可作为中度痤疮的备选治疗。红蓝光联合治疗效果佳,一般一周治疗2次,每次总照射时间20分钟,四周(8次)为一个疗程。

多种近红外波长激光如1 320 nm激光、1 450 nm激光和1 550 nm激光有助于抑制皮脂腺分泌及抗炎作用,一般间隔2～3周,治疗次数为4次。

强脉冲光和脉冲染料激光可以帮助炎症性痤疮后期红色印痕消退。

化学剥脱治疗:浅表化学剥脱术常用药物主要包括果酸、水杨酸及复合酸等,具有降低角质形成细胞的黏着性、加速表皮细胞脱落与更新、刺激真皮胶原合成和组织修复、轻度抗炎作用,减少痤疮皮损同时改善皮肤质地,临床上可用于轻中度痤疮及痤疮后色素沉着的辅助治疗。

4 油痘皮肤的维持治疗

由于痤疮的慢性过程和易复发的临床特点,因此无论哪一级痤疮,症状改善后的维持治疗都是很重要的。维持治疗可减轻并预防痤疮复发,是痤疮整体治疗的重要组成。外用维A酸是痤疮维持治疗的一线药物,必要时可考虑联合外用过氧化苯甲酰或直接采用0.1%阿达帕林和2.5%过氧化苯甲酰的复方制剂。此外,外用0.1%阿达帕林每周3次,联合低浓度果酸也可作为维持治疗选择。一些经过临床验证的抗痤疮类功能性护肤品也可用于辅助维持治疗。维持治疗疗程通常为3～12个月[54,69]。

表3·痤疮推荐治疗方案[54]

痤疮严重程度	轻度(Ⅰ级)	中度(Ⅱ级)	中重度(Ⅲ级)	重度(Ⅳ级)
临床表现	粉刺	炎性丘疹	丘疹、脓疱	结节、囊肿
一线选择	外用维A酸	外用维A酸+过氧化苯甲酰+/-外用抗生素或过氧化苯甲酰+外用抗生素	口服抗生素+外用维A酸+/-过氧化苯甲酰+/-外用抗生素	口服异维A酸+/-过氧化苯甲酰/外用抗生素。炎症反应强烈者可先口服抗生素+过氧化苯甲酰/外用抗生素后、再口服异维A酸

（续　表）

痤疮严重程度	轻度（Ⅰ级）	中度（Ⅱ级）	中重度(Ⅲ级)	重度（Ⅳ级）
二线选择	过氧化苯甲酰、壬二酸、果酸、中医药	口服抗生素+外用维A酸+/-过氧化苯甲酰+/-外用抗生素、壬二酸、红蓝光、水杨酸或复合酸、中医药	口服异维A酸、红蓝光、光动力、激光疗法、水杨酸或复合酸、中医药	口服抗生素+外用维A酸+/-过氧化苯甲酰、光动力疗法、系统用糖皮质激素（聚合性痤疮早期可以和口服异维A酸联合使用）、中医药
女性可选		口服抗雄激素药物	口服抗雄激素药物	口服抗雄激素药物
维持治疗	外用维A酸+/-过氧化苯甲酰			

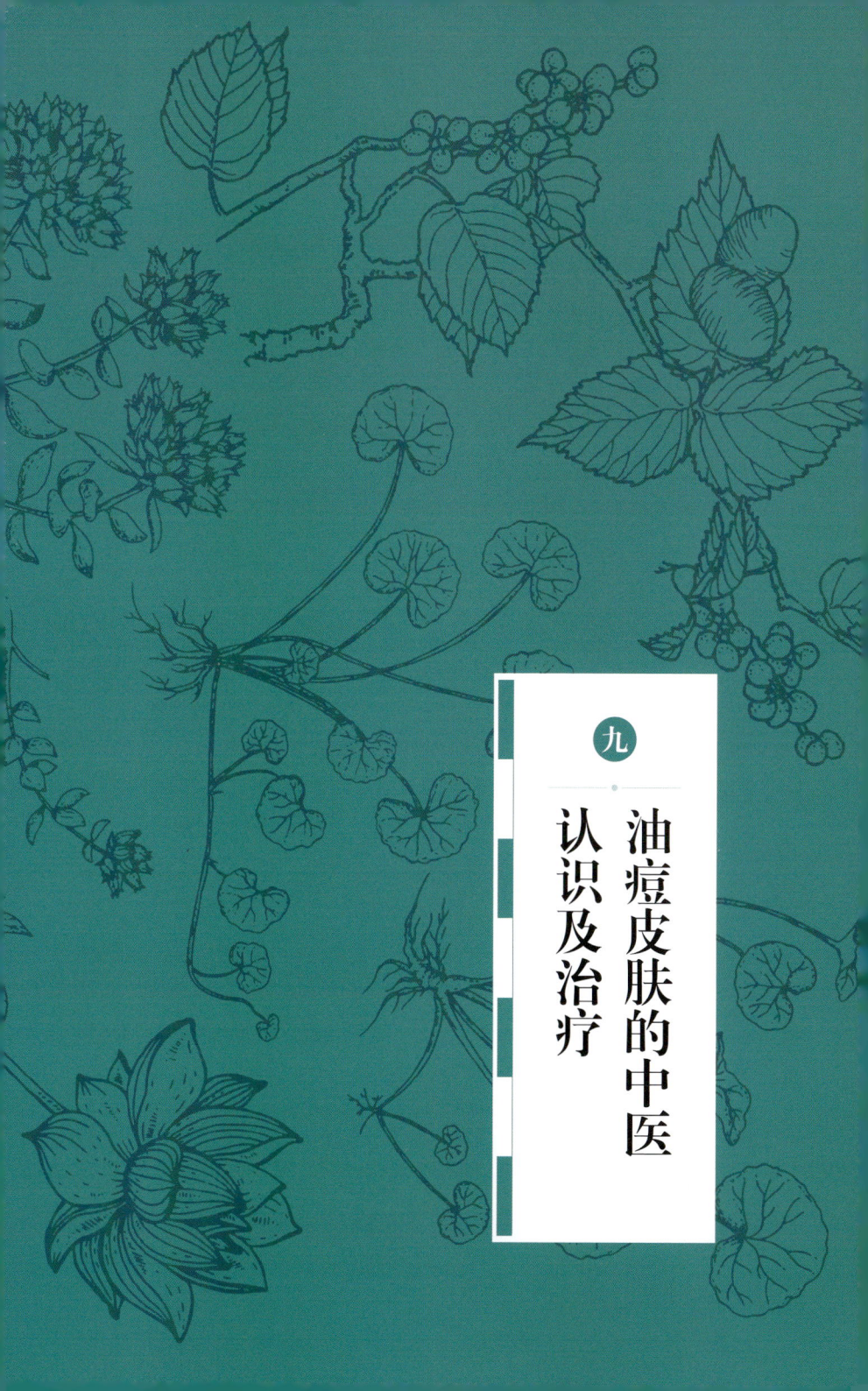

九 油痘皮肤的中医认识及治疗

1 中医认识及分型

油痘皮肤是皮肤分类中的一大类,在年轻人中,特别是青春期比较常见,至老年则症状减轻。其特点是皮脂分泌旺盛,导致皮肤表面异常油腻,因此毛发油光,颜面如涂脂,拭去后又复溢出,以颜面及头部为甚,其中鼻部分泌最为明显。由于尘埃的附着,与皮脂混杂,可有脂垢堆积。毛囊口常扩大,用手指挤压,极易挤出白色线状软脂。油痘皮肤常并发寻常痤疮,于颜面、前胸、后背等处见丘疹、脓疱等皮疹。易继发脂溢性脱发、脂溢性皮炎、毛囊炎等疾病。

在中医古籍中对油痘皮肤没有明确记载,现多依据其症状和病机将其归属于中医学"面游风""白屑风""粉刺""肺风酒刺"等病证的范畴。总体认为,其发病主要与体质、饮食失调及情志不畅等因素有关。体质因素是皮肤类型和表征的重要基础,不同的体质类型罹患不同的皮肤疾病。人是一个有机的整体,颜面五官皮肤、须发爪甲,只是整体的一部分。根据中医体质学说,无论何种疾病,都是在体质这一"土壤"上发生的,同样体质也是皮肤病赖以发生的"土壤"。中医从整体观念入手将"辨体"与"辨证"相结合,认为湿热体质是油痘皮肤主要的体质类型[70]。湿热体质者内蕴湿热,湿热循经上行于面,蕴阻皮肤,导致皮肤表面油腻发亮,手摸之有油腻的感觉,鼻部如涂上一层油,毛囊口扩大,能挤出黄白色粉汁,易生痤疮粉刺。

临床观察中发现,油痘皮肤的人群多偏食荤腥类、乳制品、甜食、油炸、辛辣味、烟、酒,以及强烈调味品等食物。《琉球百问》曰:"地食人以五味,味有厚薄,本不可偏,偏于厚者,多郁为热。热胜于胃,则水谷之湿莫不受其熏蒸。湿热互结,清浊相干,气难通泰。"食有五味,各有归经。过食肥甘油腻、辛辣刺激之品易生热,过饮甘甜易生湿,烟酒有助湿生热之弊,湿热伤脾,使脾不升清、胃不降浊,脾虚不能运化水湿,湿蕴中焦,郁久化热,进一步加重体内湿热邪气,蕴阻皮肤,不得外泄,熏蒸肌表导致油痘皮肤。

长期的精神刺激超过人体生理活动所能调节的范围,可使体内的气血凝滞、经络阻塞、脏腑功能失调。现代社会高速发展，人们生活节奏随之加快，加上学习、工作、就业、人际关系等诸多方面产生的紧迫感、压力感较重，日常生活中人们容易产生急躁、焦虑、忧郁、情绪低落等不良情志。忧思伤脾、郁怒伤肝，日久导致肝郁化火、脾伤生湿、湿热郁聚、化毒成瘀、阻于肌表，从而导致皮肤油腻、粉刺多发，则影响面部美感。油痘皮肤随之变为一种致病因素，对人们的心理及生活质量产生较严重的负面影响，进而影响他们正常的生活、学习、工作、婚姻、社会交际等，降低自信心，随之产生低落情绪，影响他们的正常健康的心理。

油痘皮肤的发病机制主要包括：肺经郁热，肺卫失宣，皮毛被郁；胃肠积热，积热循经，上行于面；发病日久，气血郁滞，经脉失畅，化湿生痰，痰血瘀积，阻于局部；脾失健运，湿邪内生，郁而化热，湿热郁聚于毛孔；肝肾同源，肝阴亏虚，肾阴不足，虚火燔灼冲任，复受外邪，循经发病。病理基础以湿、热、痰、瘀、虚为主[71]。涉及的脏腑主要为肺、脾、肾。证候特征为本虚（脾气虚、肝肾亏损）、标实（湿热壅阻、痰血瘀结）。临证时根据其临床表现进行综合辨证，常将油痘皮肤分为以下5种证型。

（1）肺经风热证：多见于素体阳热偏盛者，或青春期阳气盛发，或肺经久有蕴热，或外感风热之邪侵犯肺卫，致营血渐热，气血郁滞于皮肤而成；临床上多见颜面部油腻，皮损多位于额部、鼻周、面颊部，右侧为主，表现为粉刺、丘疹，色红，可挤出淡黄色或白色脂栓粉刺，或有痒痛，或有脓疱；伴口渴喜饮，大便秘结，小便短赤，舌质红，苔薄黄，脉弦滑。

（2）肠胃湿热证：多见于形体偏胖者，平素喜食辛辣刺激等食物的人群；临床上往往可见颜面、胸背部皮脂分泌较多，头发油光，皮肤油腻，毛孔粗大，易生痤疮粉刺，皮疹红肿疼痛，或有脓疱，瘙痒明显；容易口苦口臭、身重困倦、心烦急躁易怒，大便多燥结或黏滞，小便短赤，男性多有阴囊潮湿、女性常有带下增多，舌质偏红，苔黄腻，脉象多见滑数。

（3）痰瘀互结证：多见于青春期人群，或痤疮缠绵难愈，反复发作,或失治误治,导致湿热聚而生痰,血瘀内生,痰湿血瘀结于皮肤;临床上可见面部泛油光,皮疹颜色暗红,形态多表现为结节、脓肿、囊肿、瘢痕等,高突不平,或连成片,挤压有黄白色脂栓溢出,触之疼痛,或见窦道,经久难愈;伴纳呆腹胀,便溏,舌质暗红,苔腻,脉滑。

(4)脾虚湿盛证:多见于先天禀赋不足,或后天饮食失调,或工作压力过大,精神紧张,导致脾胃运化失常,水湿内生所致;临床上可见皮疹以黑头粉刺、白头粉刺、丘疹、脓疱为主,疱液清稀,不易破溃,丘疹多发于口周,色红不甚,或暗红,不痛不痒,皮肤油腻,平素饮食不节,喜食肥甘厚味之品,而过食易腹泻;伴头身困重,倦怠乏力,纳差,口淡,大便质稀不成形,舌质淡红,舌体胖大,边有齿痕,舌苔白腻,脉濡缓或沉细。

(5)冲任失调证:多见于女性,多久治不愈,痤疮经年不退;临床上皮损多见于额头、眉间或颊颌部位,常波及颈前,以粟粒样大小丘疹为主,疹色暗红,常在月经前后痤疮发作或加重,另有部分女性患者有月经失调、痛经,兼见面色晦暗,皮肤粗糙,毛孔粗大;伴有五心烦热,腰膝酸软,眩晕耳鸣,乳房胀痛,舌质红苔少或无,脉细数或弦数[72]。

2 中医治疗

■ 中药内服

中药汤剂能够直接作用于脏腑,清腑泄热,解毒利湿,排瘀逐痰,调理冲任使气机调达,阴阳平和,脏腑功能恢复正常。中医认为油痘皮肤产生的机理主要是因湿盛热重,日久则血瘀气滞,致使头面肌表皮脂失于疏泄,外溢而成。因而在治疗上以实证宜泻、热证宜清、痰湿宜化、瘀结宜散为法,以平衡脏腑、协调阴阳为要,结合兼证表现,选择适宜的方药。

对于肺经风热型,治宜清肺胃热、除湿解毒,方用枇杷清肺饮加减[73]。枇杷清肺饮主要由枇杷叶、桑白皮、黄连、黄芩、赤芍、牡丹皮、金银花、栀子、生甘草等药物组成，以枇杷叶、桑白皮、黄芩、栀子、黄连清肺胃和三焦之火；金银花清热解毒；牡丹皮、赤芍凉血；辅以薏苡仁清利湿热，使邪有出路。伴口渴喜饮者，加生石膏、天花粉；大便秘结者，加生大黄；脓疱多者，加紫花地丁、白花蛇舌草；经前加重者，加香附、益母草、当归。

对于肠胃湿热型，治宜清热除湿解毒，方用茵陈蒿汤或泻黄散加减[74]。常用茵陈蒿、栀子、黄芩、黄柏、生大黄、蒲公英、生薏苡仁、车前草、生甘草等。方中茵陈蒿、栀子清热利湿；黄芩、黄柏清热泻火；蒲公英清热解毒；辅以薏苡仁、车前子清利湿热；大黄通腑泄热，使湿热从二便而去。若伴腹胀，舌苔厚腻者，加生山楂、鸡内金、枳实；脓疱较多者，加白花蛇舌草、野菊花、金银花。

对于痰瘀互结型，治宜除湿化痰、活血散结，方用二陈汤合桃红四物汤加减。常用当归、桃仁、红花、茯苓、白术、淮山药、姜半夏、陈皮、白芥子、丹参、白花蛇舌草等。方中姜半夏、茯苓二药合用，既能燥湿又能渗湿，同时配合陈皮理气，以达气顺痰消之效；桃仁、红花二药善入血分，可活血化瘀，兼有消癥逐痛之功；当归养血调经；丹参能破宿血，补新血，可活血生血、亦可清热解毒；白术、山药健脾渗湿化痰。妇女伴痛经者，加益母草、泽兰；伴囊肿成脓者，加贝母、皂角刺、夏枯草；伴结节、囊肿难消者，加三棱、莪术、海藻、昆布。

对于脾虚湿盛型，治宜健脾化湿、疏肝和胃，方选用小柴胡汤合四逆散加减[75]。药物组成包括柴胡、半夏、苍术、白芷、黄芩、枳壳、白芍、陈皮、茵陈蒿、甘草等。其中陈皮理气健脾；柴胡疏肝解郁；黄芩清热泻火燥湿解毒，长于清中上焦之热；枳壳清热行气、化瘀散结；半夏合陈皮既可调和脾胃之气，又燥湿化痰，使气顺痰消。伴面色萎黄，神疲乏力等脾虚严重者，加黄芪、党参补中益气；伴有结节可加皂角刺、王不留行等软坚散结。

对于冲任失调型，治宜调理冲任、滋阴清热，方用二至丸合知柏地黄丸加减[76]。药物组成包括知母、黄柏、女贞子、生地黄、旱莲草、鱼腥草、蒲公英、连翘、丹皮、茯苓等。其中女贞子合旱莲草为君药可达到滋补肾阴，敛降相火的作用；知母、黄柏为臣，以泻肾火，君臣一补一泻，补水与泻火共用，调整肾之阴阳平衡；生地黄、牡丹皮清热凉血；鱼腥草、蒲公英、连翘清肺解毒，散结消肿；茯苓健脾渗湿，生后天以补先天。其中若肝郁化火伤阴以肝郁为主要表现者，可以丹栀逍遥散加减；痛经轻者加吴茱萸，重者加沉香，属瘀者加山楂、花蕊石；皮损以炎性丘疹为主者加忍冬藤，以脓疱为主者加野菊花、白花蛇舌草，结节、囊肿轻者加夏枯草、僵蚕，重者加山慈菇、猫爪草。

■ 中药外用

中医外治法在辨证论治的指导下，以操作简单、不易复发、价廉等优点在临床中发挥着很大的作用。清代医家吴师机在《理瀹骈文》中提出："外治之理即内治之理，外治之药即内治之药，所异者，法耳。"局部外用中药不仅对局部皮肤病变具有治疗效果，而且也可以将药性引入内脏，以达到内外合治的效果。减少药物耐药性、降低药物毒性及不良反应、改善患者的依从性，同时可以避免肝脏首过效应的发生，促进药物经皮渗透，提高生物利用度[77]。

■ 中药面膜

中药面膜近年来在美容护肤领域备受瞩目，其历史最早可追溯到《神农本草经》，在古代，人们发现一些中药材具有美容护肤的功效，于是开始尝试将这些中药材应用于面膜制作中。中药面膜最大的特点是以中医药基础理论为指导，不同的证型其中药成分也不同，具有较强的针对性。传承千年智慧的中药配方结合现代科技，不仅满足了人们对美的追求，更展现了中医药在美容领域的独特魅力。针对油痘皮肤，中药面膜对于其各种证型均存在一定的治疗效果，尤其适用于肺经风热型及肠胃湿热型，具有清热解毒、凉血散瘀的功效[78]。肺经风热型一般选用马齿苋、黄柏、连翘、丹参等药物；肠胃湿热型一般选用金银花、皂角刺、大黄、葛根、白芷、桑白皮、丹参等药物；以炎性皮疹及粉刺为主要皮损者选择黄芩、大黄、黄连、连翘等清热解毒药物；以暗红斑为主选用桃仁、赤芍、冬瓜仁等凉血化瘀药物；以脓疱、结节、囊肿皮损为主者选用颠倒散[79]（大黄、硫黄等量）。将选用的药物以蜂蜜或水调和成糊状，均匀涂于面部，待药膜干燥后取下；或在中药上敷医用石膏，待石膏冷却后取下面膜，清洗面部。一般1周治疗1次。治疗后有可能出现一过性面部红斑及灼热感。其作用机制是透皮给药，直接作用于患处，从体表透皮吸收，促进有效成分的渗透吸收，起效快。同时，皮肤可通过面膜的覆盖起到封包作用，增强角质层含水量，促进药物吸收；中药面膜的黏附作用，还可软化毛囊角质层，黏附并祛除皮肤上的污物，从而有利于皮肤毛囊通畅和皮脂顺利排出，减少皮肤油脂的生成，避免痤疮的形成。此外，经临床应用发现，中药面膜可有效减少皮肤油脂分泌，消除面部炎症，增加微循环血流，减少痤疮生成，促进创面恢复。

■ 中药熏蒸

中药熏蒸疗法是中医外治疗法的重要组成部分，为中医学特色疗法之一，在中医传统疗法中占据了不可取代的位置。它通常是将煎制好的中药放置于中药熏蒸仪器之中，以蒸汽形式作用于皮损处，直达病所，进行深层次治疗的一种外治法。它以中医整体观、辨证施治的理论为指导，随证遣方，运用灵活，通过热力、药力、水蒸气的协助来发挥其良好的治疗作用，在中医外治法中优势明显。运用中医传统熏蒸疗法治疗油痘皮肤，是以祖国传统医学的临床治疗为背景，具有操作简便易行、经济绿色、安全且毒副作用小等优点，易被人们接受，是一种具有极大优势和发展潜力的治疗方法。目前多将清热祛湿、活血化瘀的中草药煮沸后对病变部位进行熏蒸与清洗，通过热力与药力的联合将局部皮肤温度升高，使其毛孔扩张，代谢加快，促进皮肤对药物的吸收，加快油脂排泄，消除炎症。其药物集中，可以提高病变组织中的药物浓度，改善局部皮肤血液循环，提高治疗效果，临床推广价值较高。对于肺经风热者，所采用的中药主要包括黄芩、蒲公英、桑白皮、连翘等；对于痰瘀互结型，主要选用益母草、白僵蚕、白芷、玫瑰花、霜桑叶等；对于皮肤油腻兼有红肿皮疹者选用黄芩、大黄、黄连、蒲公英等清热解毒类中药；对于皮损为结节囊肿者，选用金银花、大黄、菊花、皂角刺、杏仁、枇杷叶、天花粉等药物；将具有治疗作用的中药放入锅中，加入适量清水，煮沸后将蒸汽熏蒸面部或患处。每次熏蒸时间一般为15～20分钟。需要注意的是，熏蒸前应先清洁面部皮肤，以免毛孔堵塞，熏蒸过程中不要距离药液过近以免烫伤皮肤。熏蒸疗法的机制是通过热力促进面部的血液循环、加快代谢，从而增加角质层水合程度，使得皮肤吸收能力提高，促进药物吸收。各药物经过充分煎煮，其中的挥发性、脂溶性物质可直接透过皮肤屏障被吸收，在面部达到较高的血药浓度，充分发挥其疗效；最后通过水蒸气的清除作用，在熏蒸过程中清除皮肤表面附着的不洁之物，使被污物堵住的毛囊皮脂腺导管畅通，从而顺畅地把皮脂排到皮肤表面，减少甚至避免痤疮的形成。

■ 中药湿敷

中药湿敷法在传统医学中早有应用，古代医学典籍中记载的溻渍法与之相关，溻即湿敷。湿敷法是传统外治法中治疗皮肤病的一个常见方法，分为冷溻和热溻，是一种将中药浸泡后的纱布或面膜贴在患处或面部的方法，使药液被皮肤直接吸收，直透病灶，通窍祛邪。对于油痘皮肤的治疗，通常选用冷溻法。冷湿敷的给药疗法避免了汤剂服用不便的缺陷，患者更易于接受。由于皮肤具有吸收功能，因而外用给药治疗时可以避免药物的首过效应，提高皮损局部的药物浓度，系统吸收少，具有疗效高和不良反应少的特点。同时采用冷湿敷的方法利用了中医"寒则收引"的理论，可以使患部的血管收缩，降低局部皮温，对于患者灼热、瘙痒及潮红等局部症状具有一定的缓解作用，可以起到清热解毒、消肿止痛等作用。对于油痘皮肤而言，中药湿敷可以减少皮脂分泌、减轻炎症、促进皮肤修复，从而改善其症状。临床上用于湿敷疗法的药物主要有丹参、皂角刺、透骨草、黄芩、连翘、黄柏、马齿苋等；对于肠胃湿热型，选择蒲公英、益母草、马齿苋、千里光、生艾叶、白芷、生甘草等药物；对于肺经风热型，选用黄芩、金银花、白芷、荆芥、防风、路路通、白鲜皮等药物；对于炎性丘疹、脓疱皮损，选择马齿苋、紫花地丁、黄柏、苦参、白鲜皮、地肤子、紫草、地榆等药物；将具有治疗作用的中药浸泡在水中，然后将浸湿的纱布或面膜贴在患处或面部。每次湿敷时间一般为15～20分钟。需要注意的是，湿敷时间不要过久以免过度刺激皮肤；湿敷后应及时清洁面部，并涂抹保湿护肤品。湿敷法的作用机制在于中药的渗透及吸收能力与皮肤湿度密切相关，即表皮的水合程度，水合程度越高，中药的吸收和渗透皮肤的功能也越强。药物借助水的特性，通过皮肤、穴位等进入人体经络、血脉之中，继而达到全身，从而实现治病目的；同时，还可以从中医脏象学说去理解，肺主皮毛，药物经皮吸收后，通过肺的宣发肃降功能，将药物输布全身，从而达到调节全身的目的。冷湿敷操作时采用稍低于体温的温热药液湿敷，既能打开毛孔促进药液吸收，又能提高皮肤含水量及改善肤质。而且采用稍低于体温的药液湿敷，还能降低局部刺激，防止出现过敏现象。

■ 中药酊剂

酒有"百药之长"的称谓，《本草备要》言其："少饮则活血运气，壮神御寒，遣兴消愁，辟邪逐秽，暖水藏，行药势。"这些从侧面说明，酒进入人体之后走窜不收的特性，在一定程度上可以活血行气、温经通脉。酊剂作为一种以酒为媒介的外用为主的药剂，在一定程度上其本身就具有活血行气之功效，通过与其中所含药物的药效叠加，可以起到很好的治疗作用。对于油痘皮肤，中药酊剂主要通过调节气血、疏通经络、清热解毒达到祛油、消炎、止痒、抗菌，实现促进皮肤修复的目的。主要适用于肺经风热型和肠胃湿热型。对于肠胃湿热型，选择黄连、黄柏、黄芩、地肤子、苦参、陈皮、丹参、冰片等药物；对于肺经风热型可选用枇杷叶、桑白皮、黄连、黄芩、赤芍、牡丹皮、金银花、栀子等药物；对于结节囊肿性选用蛇床子、硫黄、土大黄、白及、大黄、枯矾、白芷、雄黄、冰片等药物；对于炎症重伴瘙痒者，选择白鲜皮、鱼腥草等药物。将中药原料浸泡在酒精或其他有机溶剂中，经过一定时间的萃取和渗透，提取出中药的有效成分。这些成分通过皮肤的吸收，发挥治疗作用。需要注意的是，因中药酊剂的溶剂往往有刺激性，在使用时要注意避免将药物涂抹在眼睛、口腔等敏感部位。酊剂单次使用时间不宜过长，建议使用者每次外敷时间不超过1小时。若外敷过程中出现红肿、疼痛等不适感，应当立即停止使用，并及时就医。此外，中药酊剂一般需要避光保存，避免阳光直射和高温。如果发现药液变色或出现沉淀等情况则停止使用。酊剂发挥作用的机理主要是乙醇作为一种有效的透皮吸收促进剂,能够更好地促进中药成分渗入皮肤。一方面,乙醇在通过角质层的过程中,可造成皮肤屏障特性的改变,从而能够提高药物在这层膜中的分配,另一方面,乙醇具有一定的脱脂作用,可间接增加药物的透皮量。

■ 中药霜剂

中药霜剂属于软膏的一种,霜剂是如今临床上用于皮肤病的创新剂型,除了具有膏剂的治疗优势之外,还具有透气性良好以及无油腻感等优势,对于油痘皮肤患者来说治疗效果较为显著。中药霜剂的种类繁多,针对油性皮肤的可以分为保湿滋润类、祛痘淡斑类、敏感修护类等。针对痤疮及油性皮肤,保湿滋润类可深层滋润皮肤、控制油脂分泌,祛痘淡斑类具有祛除痤疮和淡化斑点的功效,敏感修复类能够舒缓皮肤敏感、红肿等症状,修复受损皮肤。对于肺经风热型,可选用枇杷叶、桑白皮、黄芩、夏枯草、蒲公英、栀子、金银花、连翘、丹参、焦山楂、桔梗等药物;对于肠胃湿热型,可选用苦参、黄柏、丹参、百部、白鲜皮、地肤子、人参皂苷、冰片等药物。将药物研磨成粉末或使用特殊工艺将药物均匀地搅拌于香霜中制成的中药霜剂,具有保湿、杀菌、保护皮肤的作用。使用前需要清洁面部,取适量中药霜剂均匀涂抹在脸部或需要护理的部位,轻柔按摩至完全吸收,可根据个体肤质调整使用量,此外,中药霜剂最好在晚间使用,使皮肤在夜间得到充分的修复。

■ 中药搽剂

中药搽剂是指药物用适当的溶剂制成可供无破损皮肤揉擦用的液体制剂,中药外用搽剂具有使用方便、治疗过程中不良反应少、安全有效的特点,在油痘皮肤的治疗中占据重要地位。对于肠胃湿热型,选择苦参、大黄、黄芩及黄柏等药物;对于以炎性丘疹及脓疱为主者,选择姜黄、白鲜皮、薄荷、荆芥、绞股蓝、重楼、珊瑚姜等药物。将相应药物制备成搽剂,用时涂于患处,溶剂挥发后形成薄膜可以保护创面,同时逐渐释放所含药物发挥其疗效。

■ 中药散剂

中药散剂是指将中药或与适宜的辅料经粉碎、均匀混合制成的干燥粉末状制剂。《五十二病方》最早记载了以末为散中药散剂这一剂型。作为传统中药剂型，散剂具有制作简便、易于吸收、起效快、剂量可以随症加减等特点。相比于其他剂型，散剂的制备过程中没有煎煮步骤，避免了挥发性成分以及加热易分解成分的损失，极大程度地保留了药材的有效成分，生物利用度高。对于油痘皮肤的治疗，古方颠倒散、白及散外敷具有明确的疗效。

综上所述，中医药治疗油痘皮肤方法多样，可不拘于一症一型，灵活应用，选择不同治疗方案协同治疗。诊治过程中既要正确辨证分型，也要注重各种中医特色局部外治疗法，通过中药的透皮吸收起到调节皮脂腺分泌的作用。结合内治、外治等综合治疗方案，方可取得满意的疗效。

③ 中国特色植物对痤疮的解决方案

痤疮是一种发生于毛囊皮脂腺单位的慢性炎症性皮肤病[80]，其临床特点是初起出现黑白头粉刺和丘疹，继而出现脓包，甚至出现结节和囊肿，痤疮消退后留有色素沉着，萎缩性瘢痕或增生性瘢痕，在发病的过程中伴有皮脂溢出，属于慢性病程[81]。西医认为，痤疮的形成与体内雄性激素分泌过多[82]、痤疮丙酸杆菌的增殖[83]、免疫细胞炎症因子的生成[84,85]、微量元素的参与[86]以及环境或体质的变化等因素密切相关[87,88]。

西医对于痤疮常用的治疗方法有局部外用药物治疗、系统药物治疗、光电治疗、化学剥脱治疗、微针治疗等。其中外用药物主要采用抗生素、维A酸、过氧化苯甲酰等，但外用抗生素所出现的耐药问题引发重视，维A酸、过氧化苯甲酰会引起对皮肤的刺激等不良反应。化学剥脱治疗主要采用果酸和水杨酸，对皮肤有一定刺激，不适用于皮肤敏感的患者。而光电治疗、微针治疗依赖特种设备，成本较高，应用有一定局限性[89]。

中医认为痤疮的发生与肺的关系最为密切，与脾胃和大肠功能异常也有关，故多从肺经论治，中医治疗痤疮主要针对痤疮发病类型辨证论治，临床上多为内服配合外治，中药在治疗肺经风热证、痰瘀互结证、痰湿凝结证等类型痤疮方面具有独特的优势，疗效良好，安全性高，不良反应较小[90,91]，在治疗痤疮上有独到之处。

现代药理学研究表明，丹参、连翘、虎杖、大黄、黄连对痤疮丙酸杆菌有高度抑制作用，黄芩、龙胆草、大青叶、金银花等对痤疮丙酸杆菌有中度抑制作用，黄柏、苦参均具有抑菌作用[92,93]；黄芪、黄芩、蒲公英、丹参等能降低IL-4、IL-5、IL-6、IL-10的含量，提高IL-2水平，具有免疫调节作用[94]；丹参具有对抗雄激素、降低炎症因子IL-1释放的作用，同时还可以改善毛囊口阻塞的问题[95]；五味子提取物中的五味子素通过对TLR2介导的MAPK/NF-κB炎症信号通路的调控，减少由痤疮丙酸杆菌诱导的炎症反应，其中五味子甲素下调细胞外调节蛋白激酶（ERK）和应激活化蛋白激酶（JNK）蛋白的磷酸化，五味子乙素下调ERK和p38蛋白的磷酸化[96]（图12）。皂角刺（又名：皂荚棘刺）所含皂苷能够显著降低促炎细胞因子的水平，对不同的细菌有不同程度的抑制作用[97]；侧柏叶富含挥发油类和黄酮类化合物，具有抗炎抑菌作用，侧柏叶醇提取具有抑制致炎因子花生四烯酸的代谢[98]的作用；苦橙幼果果皮中提取的川陈皮素抗炎作用体现在调节NF-κB信号通路中COX-2，诱导型一氧化氮合成酶（iNOS）以及促炎因子等的表达[99]；白柳树皮含有天然水杨苷，具有解热、镇痛、抗

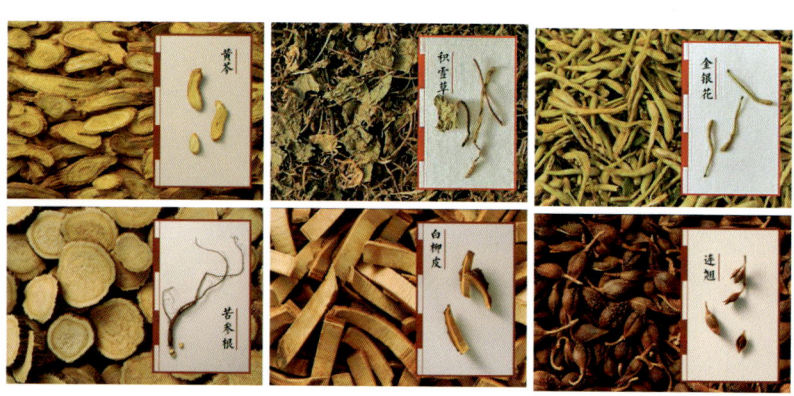

图12 · 中国特色植物

炎的作用，并且能够溶解粉刺，促进角质代谢[100]；蒲公英含有对羟基苯乙酸、咖啡酸和胆碱，以及蒲公英甾醇，能够抑制炎症因子TNF-α、IL-1的释放[101]。积雪草提取物中的羟基积雪草苷能够抑制痤疮丙酸杆菌产生的炎症反应，还可以上调皮肤保湿因子，提升皮肤水合作用，在痤疮可能导致的瘢痕中，积雪草提取物可以促进伤口愈合，减少痤疮治疗过程中的瘢痕[102]。

综上，中药治疗痤疮具有独特的优势，中药提取物成分多，且结合中药特有的复方制剂，具有多靶点、多功效的特点，能有效改善痤疮严重程度。

十、油痘皮肤专业解决方案及护理建议

1 医疗方法

外用药物治疗是治疗痤疮的主要方法。轻至中度痤疮以外用药治疗为主;中至重度痤疮以全身药物治疗为主,外用药治疗为辅(表4)。传统的痤疮治疗面临一些挑战,如药物的副作用、抗生素的耐药性。根据某机构2018年中国城市零售药店终端抗痤疮制剂年度销售数据,痤疮局部用药市场份额逐年增加,全身用药市场份额则逐年减少,而驱动这一市场变化的主要因素是人们治疗痤疮健康理念的改变,局部用药方法简单,可以减少系统给药带来的不良反应。从整体市场销售情况分析,相关人群也更愿意选择皮肤刺激小、皮肤耐受,同时治疗效果以及性价比高的局部外用产品[103]。另外,一项针对中国大学生对痤疮及治疗的认知现状的横断面调查[104]共收集了1 415份问卷,结果显示其中34.1%的大学生自认为患有痤疮,近2/3的大学生受访者局部用药时间小于1个月,仅4.8%的受访者持续用药时间超过6个月,停药的主要原因是起效缓慢、缺乏对治疗药物特征和合理使用方式的了解以及不知道如何预防药物的不良反应等。此外,93.8%的大学生受访者希望从医生处获得上述信息。综合寻常痤疮发生机制以及严重程度,通常对于轻中度的痤疮在外用药介入干预的同时,更需要注意科学护肤和健康的生活方式以防止痤疮加重和复发。对于重度的痤疮则需要主动寻求外用药物或其他药物手段来治疗。这也为痤疮皮肤护理指明了方向,对于功能护肤品而言有了更广阔的发挥空间。

表4 · 目前主要的医疗方法

方 式	药物/方法	作用原理、目的	不良反应
外用药物	维A酸类	抑制皮脂腺脂质分泌、改善毛囊皮脂腺导管异常角化、溶解粉刺和微粉刺、消炎	轻度刺激(红斑、脱屑、紧绷和灼烧感),皮损加重
	过氧化苯甲酰	杀灭痤疮丙酸杆菌、抗炎及轻度溶解粉刺作用	轻度刺激反应,对毛发、衣物有漂白作用

方式	药物/方法	作用原理、目的	不良反应
外用药物	抗生素	抑制皮脂腺内痤疮丙酸杆菌的生长及其引起的炎症	较少出现,但易诱导痤疮丙酸杆菌耐药
	水杨酸、壬二酸、二硫化硒、硫黄制剂等	不同程度的抑制痤疮丙酸杆菌、消炎、抑制或溶解粉刺、减少皮脂、角质剥脱作用	/
物理治疗与化学剥脱	光动力	抑制皮脂分泌、杀灭痤疮丙酸杆菌、免疫调节、改善皮脂腺导管角化、预防或减少痤疮瘢痕	可能会引起角质层渗透屏障功能的改变,增加表皮水分流失的速度,导致皮肤干燥等症状
	红蓝光		
	激光	抑制皮脂腺分泌及抗炎作用	
	强脉冲光	炎症性痤疮后期红色印痕消退	
	射频	改善痤疮瘢痕、减少治疗中色素沉着的风险	
	化学剥脱果酸、水杨酸及复合酸	降低角质形成细胞的黏着性、加速表皮细胞脱落与更新、轻度抗炎作用,减少痤疮皮损同时改善皮肤质地	

② 护肤品在油痘皮肤护理和治疗中的角色

油性皮肤和混合性皮肤较其他类型皮肤更容易罹患痤疮[105],护肤品在油痘皮肤的治疗中具有一定价值,可以用于油性皮肤的日常管理,一些经过临床验证具有抗粉刺/痤疮功能的护肤品也可用于辅助和维持治疗。该类功效性护肤品的主要作用为控制皮肤油脂分泌、减少药物带来的刺激、增加治疗的依从性或提供光保护和其他有益效果,对早期控制并减少疾病发展具有积极作用。

一份对皮肤科医生的洞察报告也指出,功效性护肤品临床需求巨大,85%以上医生认为功效性护肤品具有临床辅助作用,78%以上医生认为功效性护肤品可以改善生活质量。对于皮肤科医生而言,关注度最高的仍是功效性护肤品的安全性,有效产品的开发始终应该以相关人群的皮肤安全为基石[106]。但市面上有各种各样宣称针对油痘皮肤的护肤产品,其中许多产品可能会引起皮肤刺激。功效性护肤品区别于普通的护肤品的主要特征是功效性护肤品通过一系列科学实验研究并在特定受试者中经过临床验证具有某种护肤功效[107]。具有抗粉刺功效的护肤品在痤疮防治中的作用越来越显现，已成为单一或与药物、物理、化学剥脱治疗配合防治痤疮的重要手段[108]。

中国痤疮治疗指南强调对痤疮患者的教育与管理的重要性，但教育患者使用哪些产品对于医疗人员来说可能是一种挑战，皮肤科会诊期间对患者进行护肤教育的时间不足，而患者对皮肤状况的了解有限，并且缺乏有效获取正确知识和实用性建议的途径。如果患者使用不适合的产品或有不良的护肤习惯，这种情况会影响油痘皮肤的治疗效果。那么什么产品是适合油痘皮肤的最佳产品？最重要的是让相关人群了解所选择的皮肤护理产品的基本作用原理，以及如何使用它们的具体建议。护肤品在油痘皮肤管理中可以发挥以下多种作用：① 保护和改善皮肤屏障；② 维持皮肤健康的pH；③ 维持皮肤微生态环境；④ 抵御紫外线的损害等。通常通过添加某些活性成分可以产生角质剥脱、皮脂抑制、舒缓等积极效果。采用的方式主要包括[109]：① 通过添加表面活性剂的清洁产品祛除油脂，或在彩妆品中使用孔隙率较大的粉体（TiO_2、SiO_2、滑石粉等）吸附面部多余的皮脂；② 添加具有改善毛囊过度角化的酸类（水杨酸、果酸、乙醇酸等）；③ 添加具有调控皮脂腺分泌作用从而减少皮脂分泌活性物（植物提取物、锌剂等）；④ 添加具有舒缓功效的活性成分，减少皮肤不适感。使用恰当的护肤产品、搭配正确的护肤方式以及健康的生活方式能够控制痤疮的反复。

❸ 油痘皮肤人群的日常护理及生活方式建议

■ 油痘皮肤护理总体原则

研究表明亚洲人种皮肤的皮肤屏障相对薄弱[110]，更易发生炎症后的色素沉着[111]，其次，中国人对阿达帕林和维A酸凝胶的耐受性较其他亚洲国家人群要差[112]。

油痘皮肤的科学预防主要包括科学护肤、合理饮食、作息规律与心理健康。在护肤上需遵循温和清洁、保湿、防晒的步骤。油痘皮肤常伴有皮脂溢出,皮肤清洁可选用温和的控油保湿洁面产品适度清洁以去除皮肤表面多余油脂、皮屑和微生物的混合物,通过改善毛囊阻塞进而改善痤疮,但不能过度清洗,忌挤压和搔抓。清洁后,油性皮肤宜选择控油保湿类护肤品;两颊敏感的混合性皮肤T区选择控油保湿类,两颊选择舒敏保湿类护肤品;在使用维A酸类、过氧化苯甲酰等药物或物理、化学剥脱治疗时易出现皮肤屏障受损现象的人群,宜选择舒敏保湿和修复屏障类护肤品。此外,应谨慎使用或选择粉底等彩妆化妆品,尽量避免引发化妆品性痤疮[54]。

对于油痘皮肤使用的产品还应该是不致粉刺、不致痤疮、不致敏、无刺激、无酒精、无香精、对皮肤屏障没有负面影响。以下内容从清洁、保湿、防晒[113]、抗粉刺等方面分别进行论述。

(1)清洁:清洁是日常护理的第一步,用于去除皮肤上的污垢、汗水、多余的皮脂等。清洁过程也有助于死亡细胞的正常脱落。建议使用温和的清洁产品。如何鉴别清洁产品是否温和?清洁产品的主要成分是表面活性剂,也是发挥清洁作用的主要成分,表面活性剂通过与脂质的相互作用达到清洁的目的。但表面活性剂同时会与皮肤蛋白质发生作用,引起角质层的膨胀,从而导致屏障的渗透性增加,有时可能不会立刻引起皮肤刺激,只有皮肤干燥的表现,但伴随损伤的持续,最终会导致皮肤屏障的破坏。不同的表面活性剂与脂质作用的倾向以及与角质层蛋白质的作用倾向不同,因此在产品最初的设计中,需要选择与脂质作用倾向较高同时与蛋白质作用倾向最小、对脂质和蛋白质作用都温和的表面活性剂,使清洁目的和对皮肤的温和作用之间达到平衡。有研究表明,阴离子表面活性剂与两亲或非离子表面活性剂的组合可以满足这样的要求[114]。产品的pH也是判断洁面是否温和的另一个依据。众所周知,碱性肥皂比中性pH的合成表面活性剂清洁皂更刺激。据报道,具有中性或者酸性pH清洁皂对皮肤的潜在损害较小[115],但需要另外考虑的情况是,由于人体皮肤角蛋白的等电点约为pH 5,皮肤角蛋白在中性pH条件下带有净负电荷,此时如果使用富含阳离子表面活性剂的洁面产品,会增加阳离子表面活性剂与皮肤的结合,所以应减少阳离子表面活性剂的使用。在低pH条件下,皮肤上残留的表面活性剂可能比中性pH条件下更多。综上，皮肤清洁剂应该含耐受性好且有效的表面活性剂，产品最好为"无皂基"，"弱酸性（pH 4～6）"或"pH平衡"，不含刺激性表面活性剂，不含致粉刺、致敏成分，不含摩擦剂或酒精[116]。皂基洁面清洁力强，去脂力强，会破坏皮肤屏障，不适合油痘皮肤人群。碱性洁面产品刺激性强，易破坏皮肤屏障和皮肤微生态，也不宜使用。

由于大部分氨基酸型表面活性剂可用于中性和弱酸性的洁面配方体系，与人体皮肤适应pH具有良好的匹配性，因而具有清洁作用且温和不刺激。因此，氨基酸型表面活性剂在当下追求安全和生活品质的时代被广泛用于洗涤用品、化妆品和个人护理用品等行业，包括洗发水、沐浴露、洗面奶、牙膏等，不仅满足了环境友好的要求，也满足了人们对产品安全性和温和性不断提高的要求[117]。

此外，对于油性皮肤，可以选择含有控油成分的物质（如PCA锌、高岭土等）；对于痤疮皮肤，可以选择含有祛痘成分（如水杨酸等）；对于比较容易干燥的油痘皮肤，可以选择含有保湿成分（如甘油、其他油脂等）[118]的产品。油性皮肤建议每天使用洁面乳2次，温水为宜。早上去除前一晚的残留物（维A酸类和光活性产品），晚上去除防晒霜和污物[119]。注意面部容易被忽视的部位，如下颌、颈部、耳后的清洁。建议轻柔洁面，不得摩擦、揉搓面部皮肤。洁面的次数取决于所在城市的气候，在热带地区，一天可以清洁3次，在干燥地区，冬季一天清洁2次[120]，根据皮肤特点和环境情况可适当增减。面部清洁存在着一些认知误区，如面部油脂要彻底清除，特别是认为痤疮等脂溢性皮肤疾病是由于清洁不够所导致等，使得许多患者为了避免皮脂较多而过度清洁[121]。

（2）保湿及屏障修复：根据《保湿润肤类产品应用指导专家共识（2023版）》，痤疮患者存在皮肤屏障功能障碍的问题，特别是在接受治疗的期间，应保持使用保湿类产品的习惯，建议选择具有舒缓敏感、控油、保湿功效的产品修复皮肤屏障。油性皮肤建议选择无油配方，质地清爽的水、乳液、凝胶或啫喱，成分上可多选亲水性的保湿剂或者能够促进皮肤自身天然保湿因子生成的成分，如甘油、尿素、小分子多糖等。需要注意其中市场宣称的无油概念（oil-free）不等于不致粉刺，例如油酸虽然不属于油，但是却有高度的致粉刺作用[122]。修复皮肤屏障类成分可以选择透明质酸、神经酰胺等，可明显改善表皮通透屏障功能并增加角质层含水量；此外，亚油酸是神经酰胺的前体物质，因此，以亚油酸为主要成分的植物油也有利于皮肤屏障的修复，包括亚麻籽油、牡丹籽油、葵花籽油等，可缓解皮肤敏感程度，提高患者对治疗药物的耐受性。

皮脂分泌的增加是油性、混合性皮肤的特征，也是导致痤疮发生的关键因素。此外，油痘皮肤的皮肤脂质与正常的皮肤脂质组成是有差异的，已有研究表明，皮脂组成的改变可能会选择性地改变表皮屏障[123]。通过用选定的皮脂组成脂质或载体对人体角质形成细胞进行处理和蛋白质印迹分析后，研究结果发现亚油酸导致角蛋白1编码基因（KRT1）水平降低，棕榈酸和硬脂酸处理会显著降低内披蛋白（IVL）的蛋白质水平，角鲨烯导致丝聚蛋白（FLG）水平略有增加，而亚油酸导致转谷氨酰胺酶5（TGM5）水平有趋势性降低。同时，用棕榈酸处理导致紧密连接形成的紧密连接蛋白（OCLN）水平有趋势性降低。关于桥粒组织，棕榈酸，硬脂酸和油酸导致桥粒芯糖蛋白（DSG1）水平略有降低。在角质细胞脱屑相关分子的蛋白质水平中，角鲨烯和棕榈酸导致激肽释放酶5（KLK5）略有增加，而硬脂酸导致激肽释放酶（KLK7）水平略有降低[123]。而润肤产品主要是由封闭剂、润肤剂和保湿剂组成。其中保湿剂的作用是保持皮肤水分，封闭剂主要是能够成膜的化合物（如碳氢化合物、天然脂质、脂肪醇、蜡和硅树脂等），润肤剂通常是这些物质的混合物，润肤产品也会含有不同的油脂成分。因此，润肤产品的选择十分重要。对于油痘皮肤而言，最需要注意的是产品的致粉刺（comedogenicity）和致痤疮性（acnegenicity）。表5对上述的两个概念进行了简单的区分[122]。

表 5 · 致粉刺与致痤疮

概　念	发生时间	不良后果
致粉刺	迟发性 第一次接触后的几周或者数月后	堵塞毛孔、导致开放式和封闭式粉刺
致痤疮	一般在接触后的1～3天	刺激毛囊、引起暴发性痤疮

（3）防晒：痤疮的发生和加重与外界环境因素有关，尤其是日晒对油痘皮肤患者的病情发展有很大影响。皮脂腺分泌皮脂，滋润保护皮肤，其中很重要的成分是角鲨烯，是皮肤天然的抗氧化剂。但是，角鲨烯在紫外线作用下，形成过氧化角鲨烯，对皮肤刺激很大，同时也会引起毛囊过度角化。另外，紫外线可以促进细菌增殖，降低免疫反应，从而促进炎症发生，并且会增加炎症后色素沉着的风险。UVA波段可诱导痤疮皮肤的PIH，特别是在深色皮肤类型和严重炎性痤疮患者中[124]。此外，维生素A和苯甲酸过氧化物会增加皮肤的光敏性。使用防晒产品可以减少紫外线对皮肤屏障的影响，减少常规治疗药物的副作用，减少炎症后皮肤色素沉着。因此，对于炎症后色素沉着风险高的痤疮患者和有炎症后色素沉着迹象的患者，尤其是亚洲人种，建议做好防晒。推荐痤疮患者尽可能采取"硬防晒"，即使用防晒帽、遮阳伞、墨镜及防晒服进行防晒，但有时也需配合防晒产品的使用。对于有PIH高风险的痤疮患者，建议使用覆盖UVB、UVA波段的广谱防晒产品。且一般建议使用防晒系数为30或更高的广谱、无致粉刺作用的防晒产品[118]。

（4）抗粉刺、抗炎：与正常皮肤相比，油痘皮肤患者皮脂分泌多，皮脂成分改变如角鲨烯升高，亚油酸含量较低，经表皮水分散失率（TEWL）增加，水分降低，需要外用具有控油、修复皮肤屏障功效的抗粉刺类护肤品调整皮肤状态，保持水油平衡，从而防止痤疮的发生[125]。以下为抗粉刺类护肤品的相关成分。

抑制皮脂分泌类：多种活性成分具有抑制皮脂分泌作用，如榆绣线菊提取物中的多酚、甘草提取物、锯齿棕提取物、A族维生素、B族维生素（如烟酰胺、维生素B_6）、富勒烯、表没食子儿茶素没食子酸酯等。羧酸衍生物：吡罗克酮乙醇胺、水杨酸、绿茶提取物、视黄醛、大豆、木瓜等；添加甲基丙烯酸酯共聚物微球、纳米碳素、高分子吸附珠能吸收和保留皮脂，让皮肤看起来油光减少。

角质溶解或剥脱类：含α-羟基酸（包括乙醇酸、乳酸、果酸、扁桃酸等）、水杨酸等可有效抑制表皮角化、消除毛囊口角栓、减少及抑制粉刺的形成。

抗痤疮丙酸杆菌类：滇重楼提取物、丹参提取物、锌盐、月桂酸或月桂酸乙酯等中链脂肪酸、视黄醛、山竹提取物等对痤疮丙酸杆菌具有杀菌或抑菌作用。

抗炎、抗化学趋化类：烟酰胺、α-亚麻酸、二十碳五烯酸和二十二碳六烯酸、锌盐等，以及多种植物提取物，如丹参根、马齿苋、山楂果、人参根、黄花蒿、茶树油、燕麦、芦荟、金盏花、积雪草、甘草、红没药醇、大马士革玫瑰、西洋甘菊、山竹等也具有抗炎作用。

（5）治疗期间的皮肤护理：临床研究数据表明，大多数的药物不良反应，包括类视黄醇刺激，发生在治疗的早期阶段，许多患者在开始外用类维生素A后最初的1～3周内出现一定程度的"类维生素A皮炎"，其特征为红斑、细小鳞屑和脱屑，这些变化通常是短暂的[127]。因此，应在治疗开始时采取尽量减少刺激的方法，使用保湿剂可以显著提高皮肤对外用维A酸的耐受性，建议在类维生素A治疗前10分钟使用，或者将类维生素A和保湿剂混合在一起使用[128]。

此外，一些用于临床治疗痤疮的局部药物、全身药物、物理治疗或化学剥脱也可能会导致角质层渗透屏障功能的变化，据报道，过氧化苯甲酰、维A酸、他扎罗汀、异维A酸可增加皮肤的TEWL。因此应该采取各种方法来减轻治疗引起的屏障功能损害[129]。

温和清洁、修复皮肤屏障和维持屏障功能的同时，应避免使用磨砂性清洁剂。保湿和润肤产品应具有不致粉刺、低过敏、无刺激、不油腻的使用体验，并以水剂为主。使用含有足够浓度的活性成分的特定保湿剂对保护和修复皮肤屏障来说非常重要，选择含有亚油酸、亚麻酸、神经酰胺、透明质酸、葡聚糖、甘油或类似物的产品是适合皮肤的[130]。并且在阳光辐射较多的时期需要注意防晒，使用SPF50$^+$UVA/UVB，且专门针对油性、易长粉刺的皮肤进行过致粉刺性测试的防晒产品，应在暴露于阳光下之前使用，每2小时以及游泳或出汗后建议重新涂抹一次。

其他症状的护理建议

根据中国寻常痤疮患者（acne vulgaris, AV）皮肤护理行为及认知评估调查问卷（N=1 119）的数据[131]，发现39.50%（N=442）的患者认为AV会在青春期后自然消失。AV患者关心痤疮复发（747例，66.76%）、毛孔粗大（679例，60.68%）、红斑/色素沉着/萎缩性瘢痕（621例，55.50%）、油性皮肤（452例，40.39%）。下面笔者将对敏感、毛孔粗大、色素沉着（痘印）、瘢痕（痘疤、痘坑）分别给出一些护理建议。

（1）皮肤敏感：油痘皮肤表面脂质的总量和组成以及皮肤表面微生物菌群变化等都会引起皮肤屏障功能的改变。此外，不正确的护肤方式、口服及外用药物、化学以及物理治疗、环境以及精神心理因素也会导致皮肤屏障功能异常。一项调查数据显示，痤疮患者中31.8%的人在患痤疮后出现了皮肤敏感症状[132]。表现为受到物理、化学、精神等因素刺激时皮肤易出现灼热、刺痛、瘙痒及紧绷感等主观症状，伴或不伴有红斑、鳞屑、毛细血管扩张等客观体征[133]。对于油痘且伴随敏感的皮肤，油腻区域和易敏感区域可以考虑分区护理，皮肤油腻区域可以使用酸类产品，如α-羟基酸或者β-羟基酸抑制油脂过度分泌，酸类产品对于油腻伴随痤疮的皮肤是更好的选择，但是要注意使用量、使用区域以及使用频率[134]。已有研究探索油性皮肤皮脂分泌与皮肤泛红之间的联系，认为皮脂中的油酸会诱导炎症因子增加，如IL-36γ，从而引起面颊的发红[135]。因此对于油痘伴随皮肤敏感的用户来说，使用具有屏障修复功效的润肤产品应该兼具舒缓功效，同时需要避免使用刺激性或含有刺激性成分的产品。

（2）毛孔粗大：导致面部毛孔粗大的原因主要有3个，即皮脂分泌过多、毛孔周围组织弹性下降、毛囊体积增大。此外，慢性复发性痤疮、性激素和皮肤护理方案也会影响毛孔大小。鉴于毛孔粗大的成因复杂，治疗方式必须针对每位患者进行个体化治疗[136]。由于皮脂分泌过多而引起的毛孔粗大外观可以使用具有控油作用的护肤品，同时注意饮食；对于皮肤老化、弹性降低而引起的毛孔粗大可以外用具有紧致功效的护肤品。目前也可使用不同波长的激光美容术以解决毛孔粗大的问题。此外，化学焕肤可以通过恢复皮肤活力来改善皮肤毛孔[137]。

（3）色素沉着（痘印）：亚洲人种的皮肤倾向于出现炎症后色素沉着[138]，外用含有活性成分的乳膏和精华液是皮肤色素沉着疗法之一。

这些活性成分包括烟酰胺、甘草提取物等[139]。化学焕肤术也可用于去除皮肤表层，从而减少黑斑的可见度。

预防痤疮后红斑（红色痘印）在日常生活中需做到避免挤抠痤疮、注意防晒、避免进食刺激性食物、避免过度摩擦皮肤、避免炎热环境。

药物治疗包括抗炎类药物，如维生素C、维A酸类药物、多磺酸黏多糖乳膏、他克莫司、氨甲环酸、烟酰胺、黑姜提取物、积雪草苷、神经酰胺、红没药醇、尿囊素、泛醇以及抗炎多酚等物质均具有一定的抗炎活性和增强皮肤屏障作用，理论上可用于痤疮后红斑的治疗，但需要更进一步的研究。收缩血管类药物如羟甲唑啉、溴莫尼定、噻吗洛尔也有一定的疗效[62]。

光电治疗可以选择强脉冲光、脉冲染料激光、非剥脱点阵激光（1 440 nm、1 550 nm、1 565 nm）、长脉冲1 064 nm Nd:YAG激光治疗及射频等治疗方法[140]。

预防痤疮后的色素沉着（黑色痘印）主要涉及防晒，积极治疗痤疮皮损，避免搔抓挤压、摩擦等会延长色素沉着持续时间的外力刺激，药物治疗或物理治疗时需要注意自身的敏感性和可能出现的色素沉着现象。

治疗可外用改善色素类药物如维A酸类药物、熊果苷、左旋维生素C、壬二酸、积雪苷、氢醌等[54, 65]。化学剥脱包括果酸、水杨酸、复合酸等。光电治疗包括强脉冲光及Q开关1 064 nm Nd:YAG 激光，都是有效治疗色素沉着的方法[54, 65]。

（4）瘢痕（痘疤、痘坑）：瘢痕的预防措施包括：① 饮食：均衡营养，限制高糖和油腻饮食；② 生活习惯：作息有序，不熬夜，不暴晒；③ 适度锻炼，控制体重；④ 保持愉快心情，避免焦虑和忧郁；⑤ 日常护理，保持清洁的习惯，但不能过度清洗；⑥ 忌挤压和搔抓，避免皮肤化脓破溃；⑦ 积极治疗中重度痤疮，尽早进行干预和治疗[69]。

痤疮瘢痕主要分为萎缩性瘢痕和增生性瘢痕，也可发生瘢痕疙瘩，其中萎缩性瘢痕最为常见[69]。

萎缩性瘢痕首选剥脱性点阵激光如二氧化碳点阵激光治疗，其次选择离子束或铒激光治疗。其他有效的治疗方法包括非剥脱点阵激光

（1 440 nm激光、1 540 nm激光和1 550 nm激光）、微针、射频治疗，一些较大的凹陷性瘢痕还可以选择钝针分离、填充或者手术切除[54]。

增生性瘢痕与瘢痕疙瘩治疗均较困难，目前多采用综合治疗，如激素局封注射、激光治疗（染料激光、二氧化碳点阵激光），痤疮导致的瘢痕疙瘩亦可以切除后进行局部放射治疗[54]。

点阵射频和微针点阵射频对于痤疮瘢痕的改善有一定效果，对亚洲人种还可以减少治疗中色素沉着的风险。两次治疗间隔2～3个月，可进行重复治疗[54]。

■ 油/痘/油痘人群皮肤以及健康生活方式建议

根据一份中国寻常痤疮患者皮肤护理行为及认知评估调查问卷（$N=1\,119$）[130]的数据显示，参与者认为AV的易感因素包括：家族遗传（108人，9.65%）、熬夜/失眠（895人，79.98%）、不正确的护肤方法（602人，53.80%）、情绪（542人，48.44%）、饮食（371人，33.15%）、紫外线（112人，10.01%）和空气质量（82人，7.33%）。但只有719名（64.25%）患者接受了专业皮肤科医生或其他医生的治疗。令人惊讶的是，其中有783名（69.97%）患者存在用手挤痤疮的行为。

痤疮通常被认为是青春期的一种短期自限性疾病[141]，人们往往忽略了长期自我管理。过度使用清洁产品、过度使用去角质的产品、频繁洗脸或用吸油纸擦脸都是错误的控油方式[142]，环境（污染、气候）、心理和生活方式等因素都会影响油痘皮肤的反应和复发频率[143]。有效的治疗、正确的皮肤护理、健康的生活方式不仅有助于最大限度地减少永久性瘢痕的风险，也有助于心理方面的改善。

（1）营养与饮食：超过50%的参与者在饮食中去除了易引发痤疮的食物，其中2/3的受访者观察到皮肤痤疮明显改善或消失[144]。一些饮食因素与痤疮之间存在联系，其中被认为引发痤疮的主要食物类别是乳制品（尤其是脱脂牛奶）和高碳水化合物[143]。目前认为高糖、碳水化合物饮食及高乳制品饮食都会促进胰岛素、IGF-1的分泌，从而引起胰岛素抵抗，促使痤疮发生[46]。与高糖负荷饮食的个体相比，低糖饮食可以减少痤疮发病率[145]。因此限制高糖、碳水化合物、油腻饮食及奶制品尤其是脱脂牛奶的摄入可减轻或预防痤疮的发生[46]。另外，甘油三酯在痤疮丙酸杆菌的作用下释放游离脂肪酸是痤疮发生的重要机制之一。摄入含 ω-6 脂肪酸比例高的高脂饮食会加重痤疮病情。含 ω-3 多不饱和脂肪酸的食物（鱼类及海产品）可以抑制促炎症因子 LTB4 的合成，降低痤疮发生率[55]。因此低脂饮食、食用含有 ω-3 多不饱和脂肪酸的食物（鱼类及海产品）有助于痤疮的缓解。

建议通过自我管理的方式，减少食物可能带来的负面影响或增加具有积极作用的饮食摄入。要注意的是，运动员使用的营养补充剂（例如含有亮氨酸的乳清蛋白）也可能会引发或加重痤疮。

（2）药物：第一代和第二代口服避孕药可使体内孕激素水平发生变化，这可能会加剧青少年，特别是成年女性的痤疮，这是因为合成代谢类固醇会通过靶向皮脂细胞和角质形成细胞上的雄激素受体来引发痤疮。相反，醋酸氯地孕酮、地诺孕素、屈螺酮和诺孕酯口服避孕药对治疗痤疮有益。其他药物，如皮质类固醇、卤素、异烟肼、锂、维生素 B_{12}、免疫抑制剂和某些抗癌药物以及放射治疗也会引起痤疮样皮疹。

（3）机械因素：摩擦、擦洗、使用微针滚轴等家用美容设备也可能引发痤疮[146]。但是机械损伤引起的炎症性皮肤问题的病理生理机制仍有待阐明，可能是由于机械刺激会导致表皮增厚，角化过度，同时角质层含水量减少，皮肤受到感染。另外反复的压力、摩擦可能会导致角质细胞表面的脂质膜和皮肤微生物群发生变化。

（4）环境因素：两项临床研究比较了上海地区和墨西哥的受试者，发现肤质会随长期暴露于环境污染而发生变化，维生素 E 和角鲨烯的水平均下降[147]。另一项对 64 名痤疮患者进行 8 周的研究结果表明，接触环境污染物与皮脂水平升高以及炎性和非炎性痤疮病变数量增加之间存在关系[148]。一项在西安进行的基于医院的时间序列分析（a hospital-based time-series analysis）结果表明，短期暴露于平均水平高于世界卫生组织限值的环境空气污染物（$PM10$、SO_2 或 NO_2）与青少年痤疮和成人痤疮门诊就诊的风险增加相关[149]。

（5）心理和生活方式：超过 3/4 的女性和 2/3 的男性声称痤疮让他们感觉自己没有吸引力，女性比男性更容易经历心理不适，并使用化妆来掩盖症状，更频繁地去看皮肤科医生和美容师以改善皮肤状况和皮肤外观，由此可见痤疮状况严重损害年轻人的心理健康[144]。而社会心理和生活方式因素（包括压力、情绪、睡眠不足、现代生活方式等）又会影响炎症性皮肤病，心理因素会诱导神经肽和激素的释放，从而激活细胞参与痤疮的发展和恶化[150]。部分学者认为长期睡眠不固定导致的生物节律紊乱与痤疮发病有关，可能与下丘脑生物节律中枢功能紊乱引起下丘脑-垂体-性腺轴变化从而引起雄激素增加有关[56]。此外，油痘皮肤患者，尤其是重度痤疮患者易出现焦虑和抑郁[46]。焦虑和抑郁等情绪变化可能通过大脑皮层-边缘系统的情感环路，发放神经冲动通过下丘脑-垂体-性腺轴或肾上腺轴，从而诱导雄激素前体增加，或通过下丘脑和垂体之间分泌的促肾上腺皮质激素释放激素和促肾上腺皮质激素直接作用于皮肤上的受体，直接或间接诱导皮肤内活性雄激素及皮脂腺活性增加，从而导致痤疮发生[44]。因此适当控制体重、规律作息、避免熬夜、保证充足睡眠、保持心理健康和避免过度日晒等均有助于预防和改善痤疮发生[68]。

参考文献

[1] Agrawal R, Hu A, Bollag WB. The skin and inflamm-aging [J]. Biology (Basel), 2023, 12(11): 1396.

[2] Mistry DS, Chen Y, Sen GL. Progenitor function in self-renewing human epidermis is maintained by the exosome [J]. Cell Stem Cell, 2012, 11: 127-135.

[3] Allen TD, Potten CS. Desmosomal form, fate, and function in mammalian epidermis [J]. Journal of Ultrastructure Research, 1975, 51: 94-105.

[4] Girolomoni G, Cruz PD, Bergstresser PR. Internalization and acidification of surface HLA-DR molecules by epidermal Langerhans cells: a paradigm for antigen processing [J]. The Journal of Investigative Dermatology, 1990, 94: 753-760.

[5] Elias PM. Structure and function of the stratum corneum extracellular matrix [J]. The Journal of Investigative Dermatology, 2012, 132: 2131-2133.

[6] Smith KR, Thiboutot DM. Thematic review series: skin lipids. Sebaceous gland lipids: friend or foe? [J]. Journal of Lipid Research, 2008, 49: 271-281.

[7] Zouboulis CC, Baron JM, Bohm M, et al. Frontiers in sebaceous gland biology and pathology [J]. Experimental Dermatology, 2008, 17: 542-551.

[8] Pochi PE, Strauss JS, Downing DT. Age-related changes in sebaceous gland activity [J]. J Invest Dermatol, 1979, 73: 108-111.

[9] Balin AK, Pratt LA. Physiological consequences of human skin aging [J]. Cutis, 1989, 43: 431-436.

[10] Jacobsen E, Billings JK, Frantz RA, et al. Age-related changes in sebaceous wax ester secretion rates in men and women [J]. J Invest Dermatol ,1985, 85(5): 483-485.

[11] Zouboulis CC, Coenye T, He L, et al. Sebaceous immunobiology-skin homeostasis, pathophysiology, coordination of innate immunity and inflammatory response and disease associations [J]. Front Immunol, 2022, 10(13): 1029818.

[12] Clayton RW, Langan EA, Ansell DM, et al. Neuroendocrinology and neurobiology of sebaceous glands [J]. Biological reviews of the Cambridge Philosophical Society, 2020, 95: 592-624.

[13] 刘玮.皮肤屏障功能解析[J].中国皮肤性病学杂志, 2008, 22（12）: 758-761.

[14] Tessema EN, Gebre-Mariam T, Neubert RHH, et al. Potential applications of phyto-derived ceramides in improving epidermal barrier function [J]. Skin Pharmacology, and Physiology, 2017, 30: 115-138.

[15] Burnett CL, Boyer IJ, Bergfeld WF, et al. Safety assessment of ceramides as used in cosmetics [J]. International Journal of Toxicology, 2020, 39: 5S-25S.

[16] Masukawa Y, Narita H, Shimizu E, et al. Characterization of overall ceramide species in human stratum corneum [J]. Journal of Lipid Research, 2008, 49: 1466-1476.

[17] Almeida C, Filipe P, Rosado C, et al. Nanodelivery strategies for skin diseases with barrier impairment: focusing on ceramides and glucocorticoids [J]. Nanomaterials, 2022, 12(2): 275.

[18] Berger J, Moller DE. The mechanisms of action of PPARs [J]. Annual Review of Medicine, 2002, 53: 409-435.

[19] Liang YC, Yang MT, Lin CJ, et al. Bidens pilosa and its active compound inhibit adipogenesis and lipid accumulation via down-modulation of the C/EBP and PPARgamma pathways [J]. Scientific Reports, 2016, 6: 24285.

[20] Cottle DL, Kretzschmar K, Schweiger PJ, et al. c-MYC-induced sebaceous gland differentiation is controlled by an androgen receptor/p53 axis [J]. Cell Reports, 2013,3: 427-441.

[21] Lien WH, Fuchs E. Wnt some lose some: transcriptional governance of stem cells by Wnt/beta-catenin signaling [J]. Genes & Development, 2014,28: 1517-1532.

[22] Kretzschmar K, Weber C, Driskell RR, et al. Compartmentalized Epidermal Activation of beta-Catenin Differentially Affects Lineage Reprogramming and Underlies Tumor Heterogeneity [J]. Cell Reports, 2016,14: 269-281.

[23] Gu LH, Coulombe PA. Hedgehog signaling, keratin 6 induction, and sebaceous gland morphogenesis: implications for pachyonychia congenita and related conditions [J]. The American Journal of Pathology, 2008,173: 752-761.

[24] Borlu M, Tanriverdi F, Koc CA, et al. The effects of severe growth hormone deficiency on the skin of patients with Sheehan's syndrome [J]. Journal of the European Academy of Dermatology and Venereology, 2007,21: 199-204.

[25] Miller DB, O'Callaghan JP. Neuroendocrine aspects of the response to stress [J]. Metabolism: Clinical and Experimental, 2002,51: 5-10.

[26] Pochi PE, Strauss JS, Mescon H. The Role of Adrenocortical Steroids in the Control of Human Sebaceous Gland Activity [J]. The Journal of Investigative Dermatology, 1963,41: 391-399.

[27] Pappas A, Johnsen S, Liu JC, et al. Sebum analysis of individuals with and without acne [J]. Dermato-endocrinology, 2009,1: 157-161.

[28] Schmid-Wendtner MH, Korting HC. The pH of the skin surface and its impact on the barrier function [J]. Skin Pharmacology and Physiology, 2006,19: 296-302.

[29] Nicolaides N. Skin lipids: their biochemical uniqueness [J]. Science, 1974,186: 19-26.

[30] Ge L, Gordon JS, Hsuan C, et al. Identification of the delta-6 desaturase of human sebaceous glands: expression and enzyme activity [J]. The Journal of Investigative Dermatology, 2003,120: 707-714.

[31] Pappas A. Epidermal surface lipids [J]. Dermato-endocrinology, 2009,1: 72-76.

[32] Knox S, O'Boyle NM. Skin lipids in health and disease: A review [J]. Chemistry and Physics of Lipids, 2021,236: 105055.

[33] Shetage SS, Traynor MJ, Brown MB, et al. Sebomic identification of sex- and ethnicity-specific variations in residual skin surface components (RSSC) for bio-monitoring or forensic applications [J]. Lipids in Health and Disease, 2018,17: 194.

[34] Viecili PRN, da Silva B, Hirsch GE, et al. Triglycerides Revisited to the Serial [J]. Advances in Clinical Chemistry, 2017,80: 1-44.

[35] Camera E, Ludovici M, Galante M, et al. Comprehensive analysis of the major lipid classes

in sebum by rapid resolution high-performance liquid chromatography and electrospray mass spectrometry [J]. Journal of Lipid Research, 2010,51: 3377-3388.

[36] Kligman AM, Shelley WB. An investigation of the biology of the human sebaceous gland [J]. The Journal of Investigative Dermatology, 1958,30: 99-125.

[37] Kim BY, Choi JW, Park KC, et al. Sebum, acne, skin elasticity, and gender difference-which is the major influencing factor for facial pores? [J]. Skin research and technology : official journal of International Society for Bioengineering and the Skin, 2013,19: e45-53.

[38] Zouboulis CC, Boschnakow A. Chronological ageing and photoageing of the human sebaceous gland [J]. Clinical and Experimental Dermatology, 2001,26: 600-607.

[39] Ramli R, Malik AS, Hani AF, et al. Acne analysis, grading and computational assessment methods: an overview [J]. Skin research and technology : official journal of International Society for Bioengineering and the Skin, 2012,18: 1-14.

[40] Zouboulis CC. Endocrinology and immunology of acne: Two sides of the same coin [J]. Exp Dermatol, 2020, 29(9): 840-859.

[41] Pham DM, Boussouira B, Moyal D, et al. Oxidization of squalene, a human skin lipid: a new and reliable marker of environmental pollution studies [J]. International Journal of Cosmetic Science, 2015,37: 357-365.

[42] 鞠强，沈丹蓓，夏隆庆. 人皮脂腺细胞与雄激素关系的研究进展 [J]. 国外医学. 皮肤性病学分册, 2002, 28(6): 372-374.

[43] Tan JK, Ediriweera C. Efficacy and safety of combined ethinyl estradiol/drospirenone oral contraceptives in the treatment of acne [J]. Int J Womens Health, 2010, 1:213-221.

[44] 胡婷婷，余茜，鞠强. 青春期后痤疮研究进展 [J]. 中国麻风皮肤病杂志,2013,29(11): 718-720.

[45] Carmina E, Dreno B, Lucky WA, et al. Female Adult Acne and Androgen Excess: A Report From the Multidisciplinary Androgen Excess and PCOS Committee [J]. Journal of the Endocrine Society, 2022,6(3):bvac003.

[46] 陆凌怡，赖慧颖，鞠强. 痤疮与胰岛素抵抗相关性的研究进展 [J]. 国际皮肤性病学杂志,2017,43(1): 35-38.

[47] Melnik BC. Linking diet to acne metabolomics, inflammation, and comedogenesis: An update [J]. Clin Cosmet Investig Dermatol, 2015, 8:371-388.

[48] Cao K, Liu Y, Liang N, et al. Fatty Acid Profiling in Facial Sebum and Erythrocytes From Adult Patients With Moderate Acne [J]. Frontiers in Physiology, 2022, 13: 921866.

[49] Firlej E, Kowalska W, Szymaszek K, et al. The Role of Skin Immune System in Acne [J]. J Clin Med, 2022, 11(6): 1579.

[50] Dreno B, Gollnick HP, Kang S, et al. Understanding innate immunity and inflammation in acne: implications for management [J]. Journal of the European Academy of Dermatology and Venereology, 2015,Suppl4:3-11.

[51] Hou XX, Chen GJ, Amir MH, et al. Aryl hydrocarbon receptor modulates the expression of TNF-α and IL-8 in human sebocytes via the MyD88-p65NF-κB/p38MAPK signaling pathways [J]. Journal of Innate Immunity,2019,11(1): 41-51.

[52] Cui L, Jia Y, Cheng ZW, et al. Advancements in the maintenance of skin barrier/skin lipid composition and the involvement of metabolic enzymes [J]. J Cosmet Dermatol, 2016,15(4): 549-558.

[53] Chen F, Hu X, He Y, et al. Lipidomics demonstrates the association of sex hormones with sebum [J]. J Cosmet Dermatol, 2021, 20(7): 2015-2019.

[54] 鞠强.中国痤疮治疗指南（2019修订版）[J].临床皮肤科杂志,2019,48(9): 583-588.

[55] 鞠强.饮食与痤疮[J].上海医药,2016,37(9): 7-9,70.

[56] 赵惠娟,闫慧敏,郭独一,等.饮食与生活习惯对痤疮发病的影响[J].中国麻风皮肤病杂志,2016,32(10): 588-591.

[57] Conforti C, Giuffrida R, Fadda S, et al. Topical dermocosmetics and acne vulgaris [J]. Dermatol Ther, 2021, 34(1): e14436.

[58] Gallitano SM, Berson DS. How acne bumps cause the blues: The influence of acne vulgaris on self-esteem [J]. Int J Womens Dermatol,2018,4(1):12-17.

[59] Bae-Harboe YS, Graber EM. Easy as PIE(Postinflammatory Erythema) [J].J Clin Aesthet Dermatol,2013,6(9):46-47.

[60] Min S, Park SY, Yoon JY, et al. Fractional microneedling radiofrequency treatment for acne-related post-inflammatory erythema [J]. Acta Derm Venereol, 2016, 96(1): 87-91.

[61] Afra TP, Razmi TM, De D. Topical timolol for postacne erythema [J]. J Am Acad Dermatol, 2021, 84(6): e255-e256.

[62] 龙永红,马文宇.痤疮后红斑的治疗[J].皮肤病与性病,2023,45(3): 183-186.

[63] Panchaprateep R, Munavalli G. Low-fluence 585 nm Q-switched Nd: YAG laser: a novel laser treatment for post-acne erythema [J]. Lasers Surg Med, 2015, 47(2): 148-155.

[64] 廖蓓,石春蕊,张静,等.痤疮后遗症的光电治疗进展[J].实用皮肤病学杂志,2022,15(3): 165-169,173.

[65] Elbuluk N, Grimes P, Chien A, et al. The pathogenesis and management of acne-induced post-inflammatory hyperpigmentation [J]. Am J Clin Dermatol, 2021, 22(6): 829-836.

[66] Bhargava S, Cunha PR, Lee J, et al. Acne scarring management: systematic review and evaluation of the evidence [J]. Am J Clin Dermatol, 2018,19（4）: 459-477.

[67] Moon J, Yoon JY, Yang JH, et al. Atrophic acne scar: a process from altered metabolism of elastic fibres and collagen fibres based on transforming growth factor-β1 signalling [J]. Br J Dermatol, 2019,181（6）: 1226-1237.

[68] 中华医学会医学美学与美容学分会激光美容学组,中华医学会皮肤性病学分会美容激光学组,中国医师协会美容与整形医师分会激光学组.中国痤疮瘢痕治疗专家共识（2021）[J].中华皮肤科杂志,2021,54(9): 747-756.

[69] 项蕾红.中国痤疮治疗指南（2014修订版）[J].临床皮肤科杂志,2015,(1): 52-57.

[70] 刘亚南,黄青,赵慧娟.318例寻常痤疮患者中医体质类型分析[J].中医杂志,2015,56(3): 223-227.

[71] 巢元方.诸病源候论[M].北京：人民卫生出版社,1955.

[72] 江风,宋玮,陈明岭.基于"肾-天癸-冲任"辨治痤疮经验[J].中华中医药杂志,2021,36(5): 2773-2775.

[73] 杨柳.治痤名方沿革与新方研创[J].湖南中医药大学学报,2018,38(9): 1022-1023.

[74] 赵炳南,张志礼.简明中医皮肤病学[M].北京：中国展望出版社,1983: 238.

[75] 李伟玲,周元满,卞坤鹏,等.小柴胡汤方证及治疗皮肤病理论探析[J].中医研究,2023,36(1): 18-22.

[76] 贾淑琳,范瑞强,禤国维,等.国医大师禤国维教授滋阴清热法治疗痤疮理论探讨[J].南京中医药大学学报, 2016,32(3): 207-209.

[77] 蔡宛灵,闫小宁,杨雪圆.脂溢性皮炎中西医治疗研究进展[J].现代中西医结合杂志, 2020,29(29): 3297-3302.

[78] 崔希宣，洪锡京，李欣，等.中药面膜治疗痤疮的研究进展［J］.中华中医药杂志,2019,34(9): 4179-4182.

[79] 吴谦.医宗金鉴［M］.北京：人民卫生出版社, 2017: 1427-1428.

[80] Heng A, Chew FT. Systematic review of the epidemiology of acne vulgaris［J］. Sci Rep, 2020, 10(1): 5754.

[81] 王睿，周海园，周圣宜，等. 连云港市青少年学生痤疮患病影响因素及预防方法［J］.中国麻风皮肤病杂志，2019,35(10): 624-627.

[82] 谢骏逸，陈力. 雄激素及其相关因素对痤疮影响的研究进展［J］.中国中西医结合皮肤性病学杂志，2010，9(1): 62-63.

[83] 罗敏，石磊，张玲琳，等. 痤疮丙酸杆菌在痤疮发病机制中的进展［J］.国际皮肤性病学杂志，2016，42(1): 37-39.

[84] Silva JB, Oliveira SK, Campos IA, et al. Propionibacterium acnes-killed attenuates the inflammatory response and protects mice from sepsis by modulating inflammatory factors［J］. Braz J Infect Dis, 2013, 17（1）: 20-26.

[85] Tanghetti EA. The role of inflammation in the pathology acne［J］. J Clin Aesthet Dermatol, 2013，6（9）: 27-35.

[86] 余贺玲，柏冰雪. 基质金属蛋白酶在痤疮发病机制中的作用［J］.中国麻风皮肤病杂志，2015,31（12）: 726-729.

[87] 白美娇，吴英楠，刘白雪，等.痤疮病人与中医体质相关性的研究进展［J］.内蒙古医科大学学报,2016,38（4）: 357-360.

[88] 徐慧，刘润众，胡焱超，等.株洲地区部分高校青春期痤疮中医体质类型及影响因素的研究［J］.中医临床研究，2015,7（31）: 9-12.

[89] 吴炜，李燕，曾招林.痤疮的治疗研究进展［J］.赣南医学院学报,2022,42(12): 1323-1329.

[90] 张新荣.中医药治疗痤疮的数据挖掘及其meta分析［D］.北京：北京中医药大学,2021.

[91] 廖佩妤.中药外治法治疗痤疮的研究进展［J］.人人健康,2023,(10):81-83.

[92] 张为，朱希聪，林兰英. 刮痧治疗中学生痤疮疗效观察［J］.上海针灸杂志，2013，32(7): 576-577.

[93] 朱亚芳，赵浩如.中药体外抑制痤疮丙酸杆菌的活性测定［J］.药学与临床研究,2009,17(3): 224-226.

[94] 曹化章.中药内服外敷治疗寻常痤疮67例［J］.河南中医，2010，30（6）: 585-586.

[95] 鲍本霞，李志峰. 中药面膜联合枇杷清肺饮加减治疗痤疮疗效观察［J］.深圳中西医结合杂志,2022,32(4): 57-59.

[96] 郭苗苗.五味子总素消炎祛痘物质基础及作用机制研究［D］.上海：华东理工大学, 2017.

[97] 刘勇，张彩虹，谢普军，等. 皂角刺化学组成及药理活性应用研究进展［J］.生物质化学工程,2023,57(2): 89-98.

[98] 雷萌.侧柏叶挥发油诱导C57BL/6小鼠毛发生长的作用机制［D］.西安：西北大学,2018.

[99] Choi SY, Hwang JH, Ko HC, et al. Nobiletin from citrus fruit peel inhibits the DNA-binding activity of NF-κB and ROS production in LPS-activated RAW 264. 7 cells［J］. J Ethnopharmacol, 2007, 113(1):149-155.

[100] 惠玉虎，王让成.RP-HPLC法测定白柳皮提取物中水杨苷的含量［J］.中草药,2004,(5): 48-49.

[101] 谢沈阳，杨晓源，丁章贵，等.蒲公英的化学成分及其药理作用［J］.天然产物研究与开发,2012,24(S1):141-151.

[102] 陈渝旭，许沅瑜，张婧卿，等.积雪草在化妆品中的研究与应用进展［J］.中国化妆品,2023,(4): 119-124.

[103] 韩琳，甘祥武，夏枫耿.中外局部抗痤疮制剂市场现状与价值分析［J］.中国药物滥用防治杂志,2022,28(11): 1572-1578,1591.

[104] Liu LP, Li YM, Gu SM, et al. Perceptions of acne and its treatments among Chinese college students: A cross-sectional survey［J］. International Journal of Dermatology and Venereology, 2022, 5(4): 236-240.

[105] 周田田，郑玲玲，张艺丹，等.护肤方式与青年学生面部痤疮发病关系的流行病学调查［J］.实用皮肤病学杂志,2020,13(1): 6-8.

[106] 中国网.《中国功效性护肤品皮肤科医生洞察报告解读》正式发布［EB/OL］.http://www.rmzxw.com.cn/c/2023-01-11/3273985.shtml,2023-1-11/2025-6-24.

[107] 何黎，涂颖，李利.医学护肤品的概念及临床应用［J］.皮肤病与性病,2011,33(2): 74-76.

[108] 何黎，郝飞.抗粉刺类护肤品在痤疮中的应用指南［J］.中国皮肤性病学杂志,2019,33(10): 1107-1109.

[109] 魏娟.油性皮肤调控研究进展［J］.日用化学品科学,2022,45(10): 50-54.

[110] Muizzuddin N, Hellemans L, Van Overloop L, et al. Structural and functional differences in barrier properties of African American, Caucasian and East Asian skin［J］. J Dermatol Sci, 2010,59(2): 123-128.

[111] Chan IL, Cohen S, da Cunha MG, et al. Characteristics and management of Asian skin［J］. Int J Dermatol, 2019,58(2): 131-143.

[112] See JA, Goh CL, Hayashi N, et al. Optimizing the use of topical retinoids in Asian acne patients［J］. J Dermatol,2018,45(5): 522-528.

[113] Goh CL, Abad-Casintahan F, Aw DC, et al. South-East Asia study alliance guidelines on the management of acne vulgaris in South-East Asian patients［J］. J Dermatol, 2015,42(10): 945-953.

[114] Ananthapadmanabhan KP, Leyden JJ, Hawkins SS. Recent Advances in Mild and Moisturizing Cleansers［J］. J Drugs Dermatol,2019,18(1s): s80-88.

[115] Ananthapadmanabhan KP, Moore DJ, Subramanyan K, et al. Cleansing without compromise: the impact of cleansers on the skin barrier and the technology of mild cleansing［J］. Dermatol Ther, 2004,17(S1):16-25.

[116] Conforti C, Giuffrida R, Fadda S, et al. Topical dermocosmetics and acne vulgaris［J］. Dermatol Ther, 2021,34(1): e14436.

[117] 周晓璐，王云，张伟雄，等.氨基酸表面活性剂的性能及应用［J］.广东化工,2014, 41(15): 143-144, 146.

[118] Zhao J, Wang Y, Jiang L, et al. The application of skin care product in acne treatment［J］. Dermatol Ther, 2020,33(6): e14287.

[119] Conforti C, Giuffrida R, Fadda S, et al. Topical dermocosmetics and acne vulgaris［J］. Dermatol Ther,2021,34(1): e14436.

[120] Goh CL, Wu Y, Welsh B, et al. Expert consensus on holistic skin care routine: Focus on acne, rosacea, atopic dermatitis, and sensitive skin syndrome［J］. J Cosmet Dermatol,2023,22(1): 45-54.

[121] 郑志忠，李利，刘玮.正确的皮肤清洁与皮肤屏障保护［J］.临床皮肤科杂志, 2017, 46（11）: 824-826.

[122] Goodman G. Cleansing and moisturizing in acne patients［J］. Am J Clin Dermatol, 2009, 10(S1):1-6.

[123] Dull K, Lénárt K, Dajnoki Z, et al. Barrier function-related genes and proteins have an altered expression in acne-involved skin [J]. J Eur Acad Dermatol Venereol, 2023,37(7): 1415–1425.

[124] Passeron T, Lim HW, Goh CL, et al. Photoprotection according to skin phototype and dermatoses: practical recommendations from an expert panel [J]. J Eur Acad Dermatol Venereol, 2021,35(7): 1460–1469.

[125] 中国抗粉刺类护肤品应用指南专家组.抗粉刺类护肤品在痤疮中的应用指南 [J].中国皮肤性病学杂志,2019,33(10): 1107–1109.

[126] Pariser DM, Westmoreland P, Morris A, et al. Long-term safety and efficacy of a unique fixed-dose combination gel of adapalene 0. 1% and benzoyl peroxide 2. 5% for the treatment of acne vulgaris [J]. J Drugs Dermatol, 2007,6(9): 899–905.

[127] Elias PM. Epidermal effects of retinoids: supramolecular observations and clinical implications [J]. J Am Acad Dermatol, 1986,15(4 Pt 2): 797–809.

[128] See JA, Goh CL, Hayashi N, et al. Optimizing the use of topical retinoids in Asian acne patients [J]. J Dermatol, 2018,45(5): 522–528.

[129] Thiboutot D, Del Rosso JQ. Acne vulgaris and the epidermal barrier: Is acne vulgaris associated with inherent epidermal abnormalities that cause impairment of barrier functions? Do any topical acne therapies alter the structural and/or functional integrity of the epidermal barrier? [J]. J Clin Aesthet Dermatol, 2013,6(2): 18–24.

[130] Bettoli V, Guerra-Tapia A, Herane MI, et al. Challenges and solutions in oral isotretinoin in acne: reflections on 35 years of experience [J]. Clin Cosmet Investig Dermatol, 2019,12: 943–951.

[131] Cui RR, Li W, Shen Z, et al. Assessment of skin care behavior and cognition of patients with acne vulgaris in China [J]. Chin Med J (Engl), 2021,134(5): 614–615.

[132] 何黎.重视痤疮并敏感皮肤 [J].皮肤科学通报,2022,39(1): 70–72,9.

[133] 何黎, 郑捷, 马慧群, 等. 中国敏感性皮肤诊治专家共识 [J].中国皮肤性病学杂志,2017,31(1): 1–4.

[134] Hong JY, Park SJ, Seo SJ, et al. Oily sensitive skin: A review of management options [J]. J Cosmet Dermatol, 2020,19(5): 1016–1020.

[135] Kawamoto A, Kuwano T, Watarai E, et al. Oleic acid-induced interleukin-36γ: A possible link between facial skin redness and sebum [J]. J Cosmet Dermatol, 2023,22:2308–2317.

[136] Lee SJ, Seok J, Jeong SY, et al. Facial Pores: Definition, Causes, and Treatment Options [J]. Dermatol Surg, 2016,42(3): 277–285.

[137] Parvar SY, Amani M, Shafiei M, et al. The efficacy and adverse effects of treatment options for facial pores: A review article [J]. J Cosmet Dermatol,2023,22(5): 763–775.

[138] Chan IL, Cohen S, da Cunha MG, et al. Characteristics and management of Asian skin [J]. Int J Dermatol, 2019,58(2): 131–143.

[139] Thawabteh AM, Jibreen A, Karaman D, et al. Skin pigmentation types, causes and treatment-A Review [J]. Molecules, 2023,28(12): 4839.

[140] Jung YJ, Ro YS, Ryu HJ, et al. Therapeutic effects of a new invasive pulsed-type bipolar radiofrequency for facial erythema associated with acne vulgaris and rosacea [J]. J Cosmet Laser Ther, 2020, 22 (4–5): 205–209.

[141] Ip A, Muller I, Geraghty AWA, et al. Young people's perceptions of acne and acne treatments: secondary analysis of qualitative interview data [J]. Br J Dermatol, 2020,183(2):349–356.

[142] 肖青, 李利.油性皮肤的科学护理 [J].中国化妆品,2021(8): 26–27.

[143] Dréno B, Bettoli V, Araviiskaia E, et al. The influence of exposome on acne [J]. J Eur Acad Dermatol Venereol, 2018,32(5):812–819.

[144] Kostecka M, Kostecka J, Szwed-Gułaga O, et al. The impact of common acne on the well-being of young people aged 15-35 years and the influence of nutrition knowledge and diet on acne development [J]. Nutrients,2022,14(24):5293.

[145] Baldwin H, Tan J. Effects of diet on acne and its response to treatment [J]. Am J Clin Dermatol, 2021,22(1): 55-65.

[146] Dreno B, Bettoli V, Perez M, et al. Cutaneous lesions caused by mechanical injury [J]. Eur J Dermatol, 2015,25(2):114-121.

[147] Lefebvre MA, Pham DM, Boussouira B, et al. Evaluation of the impact of urban pollution on the quality of skin: a multicentre study in Mexico [J]. Int J Cosmet Sci, 2015,37(3): 329-338.

[148] Lefebvre MA, Pham DM, Boussouira B, et al. Consequences of urban pollution upon skin status. A controlled study in Shanghai area [J]. Int J Cosmet Sci, 2016,38(3): 217-223.

[149] Li X, Cao Y, An SJ, et al. The association between short-term ambient air pollution and acne vulgaris outpatient visits: a hospital-based time-series analysis in Xi'an [J]. Environ Sci Pollut Res Int, 2022,29(10): 14624-14633.

[150]Ganceviciene R, Böhm M, Fimmel S, et al. The role of neuropeptides in the multifactorial pathogenesis of acne vulgaris [J]. Dermatoendocrinol,2009,1:170-176.